MIO FRATELLO CANCRO

Helen e Leonard Bee
storia di un legame indissolubile

*Cosa devi sapere per gestire la malattia
e il tuo oncologo*

di Adele Bianchi e Parisio Di Giovanni

you ought to know

Titolo: Mio fratello cancro

Autori: Adele Bianchi e Parisio Di Giovanni

Illustratore: Eugenio Di Giovanni

In copertina: «Sulla collina», olio su tela di Eugenio e Parisio Di Giovanni

ISBN-13: 978-1515327912

ISBN-10: 1515327914

Prefazione

Quando il cancro entra nella nostra vita, perché ci ammaliamo noi o una persona cara, restiamo sconvolti. Tendiamo a pensare che le cose sono radicalmente cambiate. Capita a volte che si arrivi al punto di non considerare più la vita realmente vita: chi è ammalato pensa che la sua vita è finita anche se in realtà sta continuando e gli altri guardano a lui come a uno che è vivo ma non è più vivo. A viziare i nostri pensieri è la tendenza alla positività, nota anche come bias di Pollyanna, dal nome della protagonista della famosa storia di Eleonor Porter. È la tendenza a considerare gli eventi positivi più frequenti e più probabili dei negativi, per cui la vita normale ci appare fatta di salute, benessere, successi, giustizia, mentre le malattie, i disagi, i fallimenti, le ingiustizie sono eccezioni.

La tendenza alla positività è utile, dato che ci fa affrontare la vita con fiducia e ci spinge a darci da fare quando le cose non vanno. Se ci lasciamo prendere da questo modo di pensare però finiamo per crearci un'impressione falsa della vita, per non renderci conto di come realmente è. L'illusione ci rende impreparati quando la sventura arriva e commettiamo errori.

Le statistiche possono aprirci gli occhi. Le più recenti disponibili dicono che in un paese come l'Italia ogni giorno si fanno circa 1.000 diagnosi di cancro. Ogni anno si ammalano 6 persone ogni 1.000 e 3 ogni 1.000 muoiono per cancro. Se abbiamo la fortuna di vivere abbastanza, nell'arco della vita abbiamo una probabilità su due di ammalarci di cancro, cioè del 50%, nel caso siamo di sesso maschile. Se invece siamo di sesso femminile, la probabilità è un po' più bassa: una su tre, circa il 30%. È evidente che il cancro è diffusamente presente nelle nostre vite e dobbiamo ragionevolmente aspettarci che si affacci, perché ci ammaliamo noi o qualcuno vicino a noi.

Una volta poi che ce lo hanno diagnosticato, il cancro resta con noi finché viviamo, che la malattia continui o che si ripresenti dopo un periodo di silenzio o che ci lasci fino all'ultimo con la paura di vederla tornare. Il cancro è ormai parte della nostra vita. Helen, la protagonista della storia narrata nel libro, lo dice suggestivamente quando chiama il suo "mio fratello cancro". Perciò ha poco senso guardare alla vita con altri occhi, fino a considerarla non più vita, solo perché si è affacciato un cancro. Ecco il primo robusto insegnamento che il libro contiene: la vita col cancro è pienamente vita. Un altro importante insegnamento riguarda il modo di combattere il cancro. La medicina è impegnata a trovare armi per sconfiggerlo. Forse un giorno ci riuscirà, com'è accaduto per altre malattie che pure mietevano vittime. Io mi ammalo oggi però e posso contare soltanto su ciò che la medicina ha scoperto finora. Per me la cosa più importante non è andare dietro a rimedi miracolosi, ma riuscire a gestire la mia malattia al meglio con i mezzi che abbiamo, vivendo il più a lungo possibile e nelle migliori condizioni possibili. Gestire il cancro è un'arte, che richiede ragionamento e filosofia.

La storia di Helen, che gestisce la sua malattia con l'aiuto del marito Leonard, medico eclettico e insolito, fa cogliere molti punti decisivi nella gestione del cancro. Emerge anche il problema di gestire gli oncologi, che per una serie di ragioni a volte non sono i migliori consiglieri.

La prima parte del libro narra la vicenda di Helen e Leonard alle prese con questo "fratello problematico". Quello di Helen è un "amazing case", un caso incredibile, come l'ha definito un famoso medico e ricercatore in contatto con Leonard. È particolare non solo per il successo delle cure, ma anche per come vengono decise via via le cose da fare, per la razionalità, la saggezza e il coraggio delle scelte che Helen e Leonard fanno assieme.

Dentro le vicende di questa storia di cancro si annidano tanti insegnamenti per chi vuole gestire al meglio la malattia e gli oncologi. Nella seconda parte del libro alcuni di questi insegnamenti vengono ripresi e illustrati ordinatamente.

Leggere Mio fratello cancro può essere d'aiuto a chi soffre della malattia, ai suoi cari, ma anche a medici, operatori socio–sanitari e a tutti noi.

Adele Bianchi e Parisio Di Giovanni

Indice

Cose che possiamo imparare dall'avventura di Leonard e Helen

L'avventura di Leonard e Helen
alle prese con il cancro

Il cancro si affaccia nella vita di Helen

Mancano venti giorni al suo cinquantacinquesimo compleanno, che cade il giorno di Natale, quando Helen scopre di avere un cancro ormai molto avanzato. È psicologa e assieme al marito Leonard, medico e professore universitario, sta insegnando in un corso di formazione per medici. A un certo punto Leonard e alcuni medici che partecipano al corso la guardano attentamente da lontano, con uno strano sguardo clinico; poi il marito si avvicina e le dice:"Il tuo addome si è gonfiato, sembra ascite, un versamento di liquido. Dobbiamo fare accertamenti. Ho già preso accordi per domani".

Alla sera, tornati a casa, il marito la visita e conferma che c'è liquido in addome. Il giorno dopo ecografia e TAC mostrano che oltre all'ascite c'è un cancro viscerale diffuso, che interessa peritoneo, stomaco, ovaie e uretere sinistro. Anche alcune ossa sembrano sede di malattia. La gastroscopia fa vedere una grave linite plastica: è un diffuso interessamento dello stomaco, in cui la parete è tutta infiltrata da cellule neoplastiche e appare rigida, raggrinzita e deformata.

Ma c'era già

Ora si spiegano certi disturbi che si trascinavano da alcuni anni e che evidentemente erano stati sottovalutati. Poco alla volta Helen era parecchio dimagrita, a volte dopo i pasti vomitava, aveva bruciori notturni e le caviglie tendevano a gonfiarsi. Aveva fatto accertamenti, ma non era risultato nulla di importante.

A dire il vero erano emerse un paio di cose che avrebbero potuto indirizzare verso la diagnosi. A una gastroscopia di un anno prima lo stomaco appariva un po' rigido. Per il gastroscopista si trattava di un semplice disturbo della motilità, dato che la mucosa era sana e visto dall'interno lo stomaco era normale. Leonard aveva osservato che a provocare quella rigidità poteva essere un tumore che infiltrava gli strati esterni della parete dello stomaco e che perciò non si vedeva dall'interno. Il gastroscopista però aveva liquidato la sua come l'ipotesi inverosimile di un marito preoccupato ("che vai a pensare!") e Leonard si era lasciato convincere a essere ottimista. Come ci piace credere che tutto vada bene e ignorare i segnali di allarme!

Due anni prima un'ecografia dell'addome aveva messo in evidenza a sinistra un modesto restringimento dell'uretere, il canale che porta l'urina dal rene alla vescica. Leonard e l'ecografista avevano convenuto che la cosa non era particolarmente importante. Due anni dopo, a malattia esplosa, andando a studiare per fare la diagnosi, Leonard avrebbe scoperto che l'uretere, il sinistro in particolare, è tipicamente una delle prime sedi interessate dal cancro metastatico che aveva colpito la moglie.

Leonard torna a fare il medico

Ora è evidente che c'è un cancro metastatico. Ma quale tipo di cancro è? da dove origina? e come conviene tentare di curarlo? Leonard è troppo in crisi per ragionare da medico sulla malattia della moglie. A metterlo in crisi è soprattutto il senso di colpa: col senno di poi pensa che avrebbe potuto e dovuto scoprire il cancro molto prima, quando era più curabile. Helen invece è serena e distaccata, come se stesse a guardare la storia della malattia di un'altra persona. Così è lei a dare sostegno a Leonard e, per alleggerirgli il carico, lo incoraggia a mettere la responsabilità della cura nelle mani di qualche specialista esperto.

Si recano in un centro di eccellenza, dove lo specialista, dopo aver visitato Helen, chiama da parte Leonard e pronuncia una dura sentenza: è un cancro ovarico, molto avanzato, non so se vale la pena di iniziare una chemioterapia, perchè non credo che tua moglie abbia tre mesi di vita. Spinti dalla disperazione, su consiglio di un parente anatomo-patologo, approdano da un oncologo di fama, Stephen T., che è più possibilista: può essere ovarico o gastrico o forse anche mammario e va tentata una terapia potenzialmente efficace in tutti e tre i casi. Pensa anche all'origine mammaria, perchè ha già avuto casi di quadri metastatici simili dovuti a cancro della mammella. Diversamente dall'altro questo specialista sembra cautamente fiducioso e consiglia una chemioterapia con docetaxel + capecitabina.

Nel frattempo le condizioni di Helen sono rapidamente peggiorate. È molto dimagrita, non mangia ed è assai debole, tutti segni di cachessia neoplastica, manifestazione del fatto che il tumore sta prevalendo sull'organismo e la fine rischia di essere vicina. Perciò Helen si ricovera, in modo da sottoporsi alla chemioterapia in ospedale, dove possono controllarla costantemente e assicurarle le terapie di supporto di cui ha bisogno.

Durante il ricovero Leonard si rende conto che in realtà l'ospedale non è in grado di assicurare alla moglie tutta l'assistenza necessaria. C'è bisogno di un'alimentazione adeguata per la cachessia, di tenere sotto controllo il bilancio idrico (misurando urine e liquidi introdotti), di mantenere in equilibrio gli elettroliti, soprattutto il potassio, che tende a scendere a valori pericolosi, che possono portare a disturbi cardiaci persino fatali. Leonard parla con i colleghi medici del reparto, che si giustificano sostenendo che un'assistenza come quella che chiede si può avere solo in un reparto specializzato in cure intensive e garbatamente gli lasciano intendere che tanto è tutto inutile, perchè sua moglie sta morendo di cancro. Il medico più anziano lo chiama nella sua stanza, chiude la porta, gli si avvicina e a bassa voce gli dice:"Forse non hai capito che è finita, forse l'amore ti rende cieco".

A questo punto Leonard ha come un improvviso risveglio. Decide di impegnarsi a curare Helen con tutte le sue forze. Non penserà più al passato, ma a quella sfida che ha davanti e che gli altri sembrano dare per persa. A scuoterlo è soprattutto una riflessione: come può un medico arrendersi di fronte a un cancro al punto da omettere semplici interventi e lasciar morire il paziente d'altro?

Porta sua moglie a casa dove si organizza per assisterla personalmente giorno e notte. Dato che Helen non riesce più ad ali-

mentarsi, la mette in infusione continua e la nutre per via paren-
terale. Fa prelievi quotidiani del sangue, tiene costantemente sotto
monitoraggio cuore e parametri vitali con l'elettrocardiografo e
altri strumenti e mantiene l'equilibrio idro-elettrico. Ha esperienza di questo genere di cure intensive, perchè da giovane, per
venti anni, ha lavorato come geriatra. Aveva l'abitudine di dedicarsi con tenacia ad assistere pazienti anziani in gravi condizioni,
dati per spacciati, e a volte otteneva successi inaspettati, tanto che
era soprannominato "alzati e cammina".

Uniti contro il male

Leonard si mette a studiare approfonditamente la cachessia, di
cui sa poco, e mette a punto strategie di alimentazione, di cura e di
controllo. Tiene presenti le indicazioni standard, ma segue anche
un piano personalizzato, che adatta via via alle specifiche condizioni della moglie. Poco alla volta Helen ricomincia ad alimentarsi
per bocca e Leonard prepara una dieta mirata, adeguatamente bi-
lanciata e con una serie di integratori utili a combattere la cachess-
sia e far star meglio la moglie. Scrupolosamente Helen e Leonard
pesano alimenti, dosano integratori, calcolano calorie, proteine,
grassi, zuccheri e tengono tabelle giornaliere. Facendo diligente-
mente questo lavoro Helen e Leonard sperano che il loro impegno
sia ripagato e soprattutto si sentono uniti, forse come mai prima di
allora. Esami del sangue e delle urine aiutano Leonard ad aggiu-
stare via via la dieta sulla base delle condizioni della moglie.

Oncologi con la fissazione di fare la guerra al cancro

Mentre è impegnato a gestire la dieta della moglie Leonard comincia a nutrire le prime serie perplessità su come tendono a pensare gli oncologi. Tecnici e medici del laboratorio dove fa eseguire
test del sangue e delle urine si meravigliano delle sue richieste e

sono curiosi di sapere quale uso fa dei risultati. Ad esempio, gli chiedono come mai fa dosare nel sangue la prealbumina, invece di limitarsi all'albumina, o perchè raccoglie spesso le urine delle 24 ore e ne misura il contenuto di azoto. Sono curiosi perchè gli oncologi abitualmente non chiedono questi esami, eppure in ospedale ci sono pazienti che soffrono, come Helen, di cachessia neoplastica.

I laboratoristi trovano molto interessanti le spiegazioni di Leonard, tanto che poi sono attenti a notare le variazioni nei risultati dei test e a interpretarle assieme a lui, scoprendo con soddisfazione che sono utili. Ma perchè gli oncologi fanno scarso uso di questi esami? Leonard si convince che non considerano la cura della cachessia abbastanza importante da lavorarci con finezza: sono più concentrati sul cancro, che sullo stato di nutrizione di chi ha il cancro.

Un noto oncologo si offre di dargli consigli e parlando con lui Leonard si conferma nell'idea che gli oncologi tendono a concentrarsi troppo sul cancro. L'oncologo con tono di rimprovero gli dice che è un errore dare a Helen integratori, come l'arginina o la glutamina, perchè "nutrono il cancro". Leonard, che ha letto molti articoli sull'argomento, sa che per l'arginina la cosa ha un fondo di verità, ma che è discutibile che la glutamina possa favorire il cancro: sembra avere un'azione selettiva, che protegge le cellule sane e rende vulnerabili le neoplastiche. A sconvolgerlo però è un interrogativo: che senso ha lasciare che la cachessia distrugga l'organismo per paura di dare un modesto vantaggio al tumore? Se l'organismo cede, abbiamo perso Helen. Dobbiamo si mettere in difficoltà il tumore, ma con equilibrio, senza penalizzare troppo l'organismo.

Arriva la diagnosi

Leonard studia alacremente e si dà da fare anche per arrivare alla diagnosi di origine, per stabilire se il tumore primitivo è ovarico o gastrico o mammario. Fa esaminare attentamente dal parente patologo biopsie prese nello stomaco e, una volta visti i

14

risultati, comincia a pensare che il cancro venga dalla mammella, non dall'ovaio, come aveva detto il primo specialista consultato, e nemmeno dallo stomaco.

Ci sono cellule ad anello con castone, dette così perchè sono piene di muco e finiscono per somigliare a un anello con una gemma incastonata. Cellule con questo aspetto sono tipiche del cancro gastrico, ma quello di Helen non può essere un cancro gastrico. Infatti l'esame chimico delle cellule neoplastiche mostra che sono assenti i marcatori molecolari dei tumori gastrointestinali, mentre sono presenti mammoglobina e GCDFP-15, marcatori specifici del cancro della mammella. Ci sono anche i recettori degli estrogeni e del progesterone, che pure orientano verso il mammario, seppure non con certezza perchè è possibile trovarli anche nel gastrico e nell'ovarico.

Del resto Leonard nei suoi studi scopre che cellule ad anello con castone possono esserci anche nel cancro mammario. In particolare un tipo di mammario, il lobulare invasivo, ha una variante mucinosa, che è fatta di cellule ad anello con castone, proprio come un cancro gastrico.

Ormai Leonard è diventato uno studioso instancabile della letteratura scientifica sull'argomento: per ogni domanda che gli viene in mente trova su Internet gli articoli scientifici pubblicati e poi li passa in rassegna sistematicamente. Gli è di aiuto il fatto che ha passato la vita a studiare e far ricerca, seppure in altri settori e forse mai con tanta tenacia. Così arriva a scoprire un fatto importante: negli ultimi vent'anni sono state pubblicate ricerche che descrivono quadri clinici simili a quello di Helen e dovuti a tumori primitivi (cioè tumori a partire dai quali il cancro si è diffuso nel corpo) della mammella, tumori primitivi che spesso si scoprono nella mammella solo dopo che la malattia si è diffusa all'addome o non si vedono affatto e restano – come si dice – occulti. Gli oncologi per lo più ignorano che questo può accadere e perciò spesso sbagliano diagnosi. Quello che Stephen T. aveva sospettato sulla base della propria personale esperienza clinica era documentato scientificamente.

Subito Leonard fa fare a Helen esami radiologici per cercare il tumore primitivo. Leonard aveva palpato attentamente le mammelle senza trovare nulla di significativo. Anche mammografia e risonanza risultano negativi, ma Leonard sa che il primitivo, specie se è un lobulare invasivo, può essere occulto, cioè non vedersi con gli esami radiologici. D'altra parte la mammografia mostra piccole calcificazioni, che a volte possono essere dovute a un cancro.

Ormai è convinto che il cancro di Helen sia partito dalla mammella. Sente comunque il bisogno di confrontarsi e chiede un parere a distanza, una *remote second opinion*, a un grande centro specializzato nel cancro mammario. La risposta lo conforta: anche per la dottoressa che scrive il parere Helen ha un cancro metastatico che sicuramente o quasi viene dalla mammella. È abbastanza certa della diagnosi, perchè in quel centro trattano moltissimi cancri mammari l'anno, hanno accumulato grande esperienza e hanno visto diversi casi come quello di Helen.

Non contento Leonard fa fare un altro esame sulle cellule delle biopsie dello stomaco: lo studio del profilo dei recettori degli estrogeni. I test che i patologi eseguono di routine fanno vedere solo un tipo di recettore (l'alfa), ma la ricerca ha dimostrato che ne esistono altri (i beta). Nel cancro lobulare invasivo della mammella i vari tipi di recettori sono combinati secondo un profilo caratteristico. Leonard fa fatica a trovare un patologo che esegua uno studio dei recettori alfa e beta, ma alla fine lo trova e il profilo è quello del lobulare invasivo.

A questo punto la diagnosi sembra assodata. A convincere Leonard non sono solo il quadro clinico e i vari test, ma anche un semplice ragionamento: nella donna il cancro mammario è di gran lunga più frequente dell'ovarico e del gastrico. Leonard è un esperto di ragionamento umano, fa ricerca proprio sugli errori di ragionamento dei medici e sa che un errore comune consiste nel trascurare la probabilità di base che una persona ha di avere una data malattia e basarsi solo sulle informazioni che orientano la diagnosi una volta che la malattia si è manifestata. Anche se quadro clinico e test lasciassero dubbi, l'origine mammaria sarebbe comunque la più probabile. Se aggiungiamo che quadro clinico e test fanno pensare a un cancro mammario, la diagnosi diviene talmente probabile che in pratica possiamo considerarla certa.

Dopo la diagnosi una chemioterapia di successo

La diagnosi di origine è importante per la terapia. La chemioterapia proposta da Stephen T. funziona molto meglio in un cancro mammario, che in un ovarico o un gastrico. Leonard ne parla con Helen e assieme decidono di puntare su quella cura.

Dopo tre cicli di docetaxel e capecitabina la malattia migliora e dopo sei c'è remissione completa, cioè non ci sono più segni clinici di malattia. L'ascite è scomparsa, Helen ha ripreso il suo peso e le sue forze, Risonanza Magnetica e PET-TAC sono normali e si sono normalizzati anche i marcatori del sangue che prima erano elevati (CA 15-3, CA 125, CA 72-4, CEA, ferritina). Alla gastroscopia non si vede più nulla.

Ancora alle prese con la fissazione di fare la guerra al cancro

Alcuni oncologi consigliano altri tre cicli di terapia, per colpire più a fondo il cancro, ma per Leonard andare ancora avanti con la chemioterapia è insensato. È vero che la malattia c'è ancora, anche se gli esami clinici non la fanno vedere. In vari punti del corpo sono sicuramente rimaste cellule cancerose che non danno segni della loro presenza perchè poco attive o dormienti o anche perchè formano masse troppo piccole per essere evidenziate con i metodi di diagnostica per immagini che usiamo. Questo non è un buon motivo però per insistere con la chemioterapia.

Una chemioterapia, per efficace e protratta nel tempo che sia, non riesce mai a uccidere tutte le cellule cancerose. Ricerca e esperienza clinica hanno insegnato che una quota di cellule cancerose, più o meno grande, resiste anche alla più aggressiva delle terapie e sopravvive. Se non c'è speranza di eradicare il suo cancro, di eliminarlo definitivamente, sottoporre Helen ad altri cicli di chemioterapia significa solo farla soffrire ancora ed esporla a rischi.

Una remissione completa è il miglior risultato possibile, la cura ha dato tutto ciò che poteva dare. Ora è importante che Helen si riprenda dai danni fisici e dai disagi dei sei cicli di chemioterapia e ritorni a una vita normale. Forse ancora più importante è non farle correre ulteriori rischi.

Armi a doppio taglio da maneggiare con cura

Le chemioterapie sono pericolose: se il cancro non fosse quella malattia terribile che è, non penseremmo mai di curare le persone con terapie così temibili. Durante i primi sei cicli Helen e Leonard avevano sperimentato una delle terribili insidie di questo genere di cura. La terza infusione di docetaxel era cominciata da pochi minuti quando Helen improvvisamente avvertiva un senso di oppressione al torace, stentava a respirare e impallidiva. "Ho pensato di morire", dirà più tardi. Leonard aveva subito interrotto l'infusione: la prima cosa da fare in questi casi. Quella aveva tutta l'aria di una reazione di ipersensibilità di tipo I, che il docetaxel può dare, tipicamente dopo la seconda infusione.

Fortunatamente nel giro di qualche minuto Helen si era ripresa. Stava ormai meglio quando erano arrivati una dottoressa e un infermiere, richiamati dal campanello che Leonard aveva suonato appena chiusa la flebo. L'infermiere aveva messo sulla pancia di Helen una bacinella per il vomito, con grande stupore di Leonard, dato che Helen non aveva stimoli di vomito e il docetaxel non è tra i chemioterapici che facilmente provocano il vomito. La dottoressa si era accorta che l'infusione era stata interrotta e, risentita, aveva quasi aggredito Leonard: come ti sei permesso?

Passato il momento di turbamento, quando la dottoressa appariva più calma, Leonard le aveva spiegato che c'erano stati sintomi di ipersensibilità e che interrompere prontamente l'infusione spesso fa scomparire i disturbi dopo pochi minuti.

Con i chiarimenti il clima psicologico era tornato accettabile. Tuttavia Helen andava ripetendo che non era più sicura di voler fare la chemioterapia e Leonard era oggettivamente preoccupato. Una reazione da ipersensibilità può anche portare a morte e in quel reparto non sembravano preparati per gestire certi rischi. Tra l'altro medici e infermieri erano apparsi dubbiosi ed esitanti, quando Leonard aveva detto loro che d'ora in poi le infusioni di docetaxel si potevano ripetere solo a patto di farle andare molto lentamente e di mettere al dito un saturimetro per monitorare i fondamentali parametri vitali.

Qualcuno aveva obiettato che allungare i tempi era problematico in un day hospital aperto dalle otto del mattino alle due del pomeriggio. Qualche altro temeva che, vedendo Helen con il saturimetro al dito, anche altri avrebbero potuto chiedere lo stesso livello di attenzione nell'assistenza. Leonard era sconcertato: a rigore il saturimetro andrebbe messo ogni volta che si fa un'infusione di chemioterapico e a maggior ragione in chi ha avuto una reazione, inoltre allungare i tempi dell'infusione è la regola anche se c'è solo il sospetto di una reazione di ipersensibilità. Non si aspettava tanta leggerezza, specie dopo i casi di eventi fatali nella somministrazione di chemioterapici resi noti dai media e la pubblicazione di statistiche scientifiche sugli incidenti e di dettagliate raccomandazioni su come gestire i rischi.

Leonard era un professore universitario che godeva di prestigio ed era introdotto nell'ambiente medico. Così parlò con il direttore del Dipartimento di oncologia e con quello del Dipartimento di cure intensive. Chiese e ottenne che le infusioni a Helen fossero fatte in reparto attrezzato, con le dovute precauzioni e sotto la sua personale supervisione. Helen si sentì rassicurata e, a queste condizioni, accettò di proseguire la chemioterapia: una fortuna, perchè tutto andò per il meglio. Ma la storia sarebbe stata diversa se

Leonard non fosse stato lì a interrompere subito l'infusione? e se non fosse riuscito a far fàre ad Helen la chemioterapia come andava fatta? Negli anni successivi Helen e Leonard tornarono spesso con la mente a queste domande.

No, fare altri tre cicli di terapia non era sensato. All'inizio la situazione era disperata, il cancro stava uccidendo Helen. Perciò valeva la pena di rischiare, la chemioterapia era giustificata. Continuarla dopo aver ottenuto la risposta voleva dire però sfidare scioccamente la sorte : Helen si sarebbe esposta per altri tre cicli ai pericoli da cui fortunatamente era scampata nei primi sei, senza una ragione, perchè comunque cellule del cancro sarebbero sopravvissute in lei.

Helen passa alla terapia ormonale e Leonard studia e medita su certe stranezze della medicina

Nel corpo di Helen cellule del cancro ci sono ancora. Perciò, anche se non è il caso di andare avanti con la chemioterapia, neppure si può star fermi. Fortunatamente nel caso del cancro di Helen si può ricorrere a una terapia ormonale, che si fa comodamente a casa, è ben tollerata e non presenta i gravi rischi della chemioterapia. Le terapie ormonali non fanno strage di cellule neoplastiche come fa una chemioterapia quando funziona, ma possono tenerle a bada (rallentarne la crescita, addormentarle, ucciderne un po') e così impedire che la malattia riparta o per lo meno tardare la ripresa della malattia: un risultato ideale in questo momento di tregua.

Non tutti i cancri mammari rispondono alle terapie ormonali. Quello di Helen però dovrebbe rispondere perchè nelle cellule ci sono i recettori degli estrogeni, attraverso i quali in diversi modi le terapie ormonali in ultima analisi agiscono. Fanno pensare che l'ormonoterapia funzioni anche la presenza dei recettori del progesterone e di una giusta quantità di recettori degli estrogeni di tipo beta, che abitualmente non vengono determinati, ma che Leonard ha fatto analizzare per essere più sicuro della diagnosi.

Tra le cose che Leonard ha imparato documentandosi sull'ormonoterapia c'è n'è una che, anche se non è importante nel caso di Helen, l'interessa molto, perchè pensa a tutti i casi che potrebbero beneficiarne. Nella pratica clinica per decidere se intraprendere o meno una terapia ormonale ci si basa sui recettori alfa, gli unici esaminati di routine. Se i test dei recettori alfa sono positivi la terapia ormonale si fa, altrimenti si dà per scontato che su quel tumore la terapia ormonale non funziona e perciò si ricorre alla chemioterapia, considerandola l'unica arma possibile. Sennonché la ricerca degli ultimi anni ha dimostrato che i tumori negativi per i recettori alfa possono rispondere lo stesso a un'ormonoterapia se hanno un tipo di beta, i beta1.

Un giorno Leonard si reca dal parente anatomo-patologo, quello che li aveva aiutati fin dall'inizio, portando con sè un lavoro scientifico da poco pubblicato che comincia polemicamente: ogni anno molte donne malate di cancro al seno vengono sottoposte a una chemioterapia che avrebbero potuto evitare. L'anatomo-patologo legge, impallidisce, torna a leggere e poi dice: prima che la ricerca venga trasferita nella pratica passa del tempo, perchè le conoscenze si devono diffondere, occorre che le nuove pratiche diventino consolidate e un clinico non può assumersi la responsabilità di scelte che non sono standard. Vero – pensò Leonard – tutto umano e comprensibile, ma se intanto a molte donne neghiamo i vantaggi di una terapia ormonale qualcosa non va.

Il cancro di Helen ha i recettori degli estrogeni, gli alfa, quelli comunemente considerati per decidere l'ormonoterapia, siamo negli standard. Tuttavia Leonard sa che la presenza dei recettori non assicura al 100% che una terapia ormonale abbia successo. In circa il 40% dei casi i recettori ci sono, ma la terapia non ha successo, probabilmente perchè quei recettori non funzionano o non sono importanti per la crescita delle cellule tumorali. C'è un modo per avere più certezze, che richiede di fare due PET, una prima e una dopo aver preso compresse di estrogeni per un giorno. Non è un test che si fa di routine nella pratica clinica, ma Leonard ha chi sarebbe disposto a farlo. C'è però un problema: la PET di Helen è del tutto negativa. È un fatto meraviglioso, perchè vuol dire che, se anche ci sono lesioni neoplastiche, sono piccole, sotto i 4-5 millimetri. Siccome però il test richiede di esaminare almeno una lesione prima e dopo aver assunto estrogeni, Leonard deve rinunciare a questa informazione che potrebbe dargli qualche certezza in più.

Dopo aver intensamente studiato e riflettuto, sceglie di adoperare il tamoxifene. Si tratta di una terapia ormonale classica, che per una serie di ragioni può funzionare bene sulle cellule del tumore di Helen. Sono ragioni basate su ricerche avanzate (ad esempio sul rapporto tra i recettori alfa e i vari tipi di beta) di cui abitualmente gli oncologi non tengono conto al momento di decidere e che non danno certezze. Leonard però pensava che quando dobbiamo fare un tentativo nell'incertezza gli indizi sono benvenuti e ci conviene adoperare tutti quelli che riusciamo a raccogliere, anche se l'incertezza alla fine rimane.

Documentandosi sul tamoxifene Leonard scopre un fatto che a lui interessa come ricercatore che studia gli errori di ragionamento dei medici. La storia di questo farmaco offre un bell'esempio di come tendiamo a percepire in modo errato la probabilità che un determinato evento accada, se questo è emotivamente carico, se immaginarlo ci sconvolge. Statistiche pubblicate negli anni Novanta avevano lanciato un allarme: il tamoxifene può provocare secondi tumori dell'utero o gastrointestinali. Le prescrizioni erano calate, tanto che l'Organizzazione mondiale della sanità e l'Agenzia internazionale per la ricerca sul cancro erano intervenute a far presente che non c'erano ragioni per negare a una donna il beneficio di una terapia come il tamoxifene. In effetti il rischio era oggettivamente basso, specie pensando al beneficio perduto rinunciando alla terapia, ma appariva più grande di quel che era perchè l'idea di un secondo cancro era spaventosa.

Com'è difficile gestire la mente quando si tratta di rischiare! Ora un medico è pronto a far correre rischi gravi con ulteriori cicli di chemioterapie nell'illusione di vincere una guerra che non vincerà. Un'altra volta non se la sente di far correre un rischio modesto pur se c'è in vista un beneficio che con buona probabilità verrà. Leonard si impose di gestire la propria mente e partì col tamoxifene.

Rilassarsi e stare in guardia per non farsi cogliere di sorpresa

In tempo di tregua si può approfittare del disimpegno per dedicarsi a se stessi, prendere di nuovo le misure alla propria vita, ritrovare una traiettoiria. Helen e Leonard acquistarono un auto nuova, che sarebbe servita, perchè in seguito avrebbero viaggiato molto. Andarono a trascorrere dieci giorni a Venezia, in un albergo lussuoso, con l'attracco privato dove passavano a prenderli col motoscafo noleggiato per girare e guardare. Sempre morigerati, non avevano mai fatto di queste follie, che ora facevano con una sorta di morigeratezza interiore, per omaggio alla vita. A Venezia li raggiunsero il figlio e la sua compagna e assieme continuarono a girare e guardare, riflettendo sul dono della vita e sull'amore.

Quella era però solo una tregua: prima o poi il cancro sarebbe ricomparso a minacciare. Bisognava perciò pianificare i controlli. Gli oncologi consigliavano di fare i marcatori ogni 30-40 giorni e la PET-TAC prima a tre mesi e poi, se questa era negativa, di ripeterla ogni 6-7 mesi e magari col tempo diradarle ulteriormente. Per Leonard questo programma non era convincente. Tanto per cominciare le PET-TAC andavano ripetute sempre ogni 3-4 mesi.

Gli sembrava che bastasse un semplice ragionamento per concludere che 6-7 mesi tra due PET-TAC successive sono troppi. I tumori crescono e si diffondono esponenzialmente. Finché una massa di cellule è piccola, sotto a 1 o 2 millimetri, può anche restare a lungo ferma, come addormentata, o comunque crescere lentamente. Superata questa soglia scattano meccanismi che fanno accelerare sempre più il processo: le cellule si svegliano, sfuggono al controllo delle difese immunitarie, invadono più facilmente i tessuti circostanti, per nutrirsi e scaricare rifiuti hanno a disposizione nuovi vasi fabbricati con un'attività, detta di angiogenesi tumorale, attraverso i nuovi vasi le cellule possono migrare e andare a impiantarsi altrove e via dicendo. Così uno sviluppo lento, da un certo punto in poi, diventa una valanga.

La PET-TAC ha un potere risolutivo di 4-5 millimetri, non riesce cioè a farci vedere lesioni più piccole. Può accadere perciò che il controllo oggi sia negativo, ma che ci siano già masserelle di 1 o 2 millimetri o più. La valanga, il processo sempre più rapido di progressione tumorale, è già partita, ma per la PET-TAC non c'è nulla di nuovo. Se sfortunatamente le cose stanno così e noi aspettiamo 6-7 mesi, corriamo il rischio di trovarci improvvisamente dinanzi a un quadro drammatico, di saltare da una malattia silente a una malattia avanzata.

A volte gli oncologi sostengono che conviene risparmiare le PET-TAC perchè le radiazioni cui espongono possono far male. Altre volte fanno questo ragionamento: se la malattia ricompare si fa la chemioterapia, fare una chemioterapia è giustificato solo se la malattia è abbastanza avanzata, perciò tanto vale aspettare. Per Leonard non aveva molto senso accettare la minaccia che il cancro devastasse l'organismo semplicemente perchè preoccupati per gli effetti delle radiazioni: in una persona malata di cancro metastatico il primo rischio (essere uccisi dal cancro) è molto più grande del secondo (subire danni da radiazioni). È come restare in una casa che sta crollando durante un terremoto per paura dei ladri. Il ragionamento sulla chemioterapia secondo lui andava capovolto e sostituito con un altro, più possibilista e creativo: la chemioterapia si usa se la malattia è ormai avanzata, ma se noi la scopriamo prima, se abbiamo l'opportunità di agire per tempo, possiamo trovare altri sistemi, meno aggressivi, per gestirla e curarla.

Proprio perchè riteneva utile scoprire prima possibile la ripresa della malattia tendeva anche a ripetere spesso i marcatori, ogni 15 giorni circa. Voleva studiare con attenzione il loro andamento e per questo riportava i dati in grafici, ben sapendo – da esperto del settore – che la nostra mente si inganna e non coglie bene i cambiamenti nel tempo, se non ha supporti grafici e deve affidarsi ai ricordi o ai confronti tra numeri. Sapeva che la progressione biochimica, l'aumento di marcatori, spesso precede la progressione clinica della malattia e può funzionare come un segnale di allarme.

Per la stessa ragione, perchè voleva giocare d'anticipo, Leonard considerava importante eseguire anche gastroscopie di controllo. Lo stomaco era stato tutto invaso dal tumore ed era probabile che questo ricomparisse lì. Anche il peritoneo era stato diffusamente interessato, ma guardare nello stomaco è molto più facile: basta eseguire un esame ambulatoriale semplice quale la gastroscopia. A chi gli faceva notare che forse poteva accontentarsi dei controlli con la PET-TAC rispondeva che la gastroscopia avrebbe potuto far vedere una lesione prima che si vedesse alla PET-TAC. E fu proprio così.

A essere colto di sorpresa è il cancro

Erano trascorsi meno di quattro mesi dalla fine della chemioterapia che uno dei marcatori, il CEA, cominciò un lento e costante cammino in salita: ad ogni esame era più alto, anche se di poco. La PET-TAC di appena 15 giorni prima, quella del primo controllo a tre mesi, era negativa, ma Leonard ed Helen erano preoccupati, temevano che da qualche parte la malattia stesse ripartendo. Così prenotarono subito una gastroscopia, anche se Helen ne aveva fatta una poco più di un mese prima. Il gastroscopista notò nello stomaco una piccola lesione, un bottoncino della mucosa. "Forse non me ne sarei accorto o non gli avrei dato molta importanza – disse con onestà – se non avessi conosciuto la storia della malattia".

Nella biopsia c'erano cellule del cancro, a conferma che si trattava di una ripresa della malattia nello stomaco, colta proprio sul nascere. Quando esaminano le biopsie i patologi di solito non descrivono nel dettaglio tutto ciò che vedono: si limitano a dire se ci sono cellule cancerose, se sono molte o rare, se sono ammassate o meno e quali caratteristiche hanno. Leonard voleva capire che cosa accadeva in quel bottoncino dove il cancro stava ripartendo e così si mise a esaminare personalmente i vetrini al microscopio assieme al parente patologo. Restò meravigliato di quel che vide.

Le cellule cancerose erano immerse in abbondante muco carico di CEA, quel marcatore che andava aumentando nel sangue. Erano sparse e isolate, come se nuotassero nel mare di muco e di CEA. Attaccate ad alcune cellule del cancro c'erano CD8, cellule del sistema immunitario capaci di legarsi a cellule malate o estranee e ucciderle inferendo "colpi letali". Qua e là si vedevano cellule neoplastiche che mostravano chiari segni di sofferenza, anche se molte sembravano in buona salute. Stranamente non c'erano vasi, stranamente dato che il bottoncino era di circa 5 millimetri e un tumore di quella grandezza ha bisogno di vasi. Come spiegare tutto questo?

Probabilmente il microscopio faceva vedere un campo di battaglia. Le cellule del cancro erano in difficoltà, perchè sotto l'attacco delle difese immunitarie dell'organismo e forse per gli effetti del tamoxifene. Al tempo stesso però riuscivano a resistere e a crescere. In questo probabilmente le aiutava in modo decisivo il CEA.

Leonard, andando a studiare il CEA, si era imbattuto in ricerche affascinanti, secondo le quali questo non è semplicemente una glicoproteina che, rilasciata dalle cellule del cancro nella fase in cui proliferano, passa nel sangue e fa da marcatore della crescita tumorale. È una molecola che consente alle cellule di sopravvivere in condizioni difficili e di resistere all'anoikis, la morte che le colpisce quando restano isolate e perdono i contatti con le altre cellule e il tessuto circostante, quando "sono senza una casa" come dice alla lettera la parola "anoikis". Forse era grazie al lago di CEA in cui galleggiavano che le cellule di quel bottoncino riuscivano a sopravvivere, isolate e persino senza vasi. Così la presenza di tanto CEA confermava che lì il cancro faceva fatica, ma era comunque preoccupante, perchè il CEA, oltre a permettere alle cellule di resistere in condizioni difficili, le aiuta a migrare e ad impiantarsi altrove.

Dall'idea di rafforzare l'ormonoterapia alla scoperta di cure leggere

Che fare? C'era chi consigliava di cambiare terapia ormonale. Secondo Leonard però non c'erano valide ragioni per pensare che il tamoxifene fosse inefficace: verosimilmente altrove stava funzionando e forse agiva anche sulle cellule di quel bottoncino, che del resto sembravano in difficoltà. Certo, la terapia col tamoxifene era insufficiente e andava rafforzata, ma in qualche misura stava funzionando. Diversamente quel bottoncino sarebbe diventato una massa di grosse dimensioni, avrebbe fatto figli nello stomaco e di lì le cellule del cancro sarebbero andate a colonizzare altre sedi, a fare altre metastasi. Il cancro è così, non c'è da illudersi! Bisognava sfruttare il vantaggio di aver scoperto presto la malattia che ripartiva e di essere in anticipo.

Leonard pensò che l'ideale sarebbe stato aggiungere al tamoxifene qualche terapia leggera, che non esponesse Helen a rischi e non le desse fastidio, che continuasse a farla star bene come stava ora. Alla ricerca di terapie leggere Leonard esplora la letteratura scientifica e scopre mondi insospettati.

Si interessa alla metronomica, che da qualche anno si va timidamente diffondendo nella pratica clinica. È una chemioterapia somministrata continuativamente, a basso dosaggio e preferibilmente per bocca, così da poterla fare comodamente a casa, come una delle tante cure farmacologiche che le persone fanno nella vita. Ne analizza attentamente meccanismi di azione e risultati clinici e comincia a pensare che è adatta a una situazione come quella di Helen, in cui bisogna tenere a freno un cancro che sta appena rialzando la testa, dopo essere stato aggredito con una chemioterapia di tipo tradizionale. La metronomica infatti, più che uccidere le cellule del cancro, le mette in condizioni in cui fanno fatica a sganciarsi, a crescere rapidamente e diffondersi.

Leonard studia seriamente i BRMs (*biological response modulators*) che possono potenziare le difese immunitarie. Trova interessanti gli estratti di funghi che vengono dalle tradizionali medicine orientali e in poco tempo diventa esperto in materia, un esperto freddo ed equilibrato, che apprezza il buono che c'è in questi rimedi e ne coglie i limiti.

A spingere Leonard a occuparsi dei BRMs sono in particolare i CD8 che ha visto al microscopio. Se la sede del tumore è un campo di battaglia, attaccare direttamente le cellule neoplastiche non è l'unica strategia possibile. Vale la pena di tentare di rafforzare le difese dell'organismo. Uno dei modi in cui la metronomica agisce è proprio rendendo le difese immunitarie più agguerrite contro le cellule del cancro. A questa si possono aggiungere estratti di funghi che rafforzano il sistema immunitario per altre vie. Altri metodi adoperati per stimolare il sistema immunitario non lo convincono, soprattutto perchè danno problemi. Gli estratti di funghi sono invece praticamente innocui e hanno effetti vantaggiosi, come proteggere il midollo o il fegato dal danno dei chemioterapici.

Riflettendo sull'approccio giapponese

Studiando la metronomica e i BRMs, Leonard viene a trovarsi sempre più immerso nella letteratura scientifica giapponese. Apprezza due principi che gli pare di cogliere nel modo in cui i giapponesi guardano alla cura del cancro: evitare di essere troppo aggressivi e così far star male il paziente, avere in mente che il cancro lotta con l'organismo e che, oltre che ad attaccare il cancro, le cure possono tendere a modificare in modo vantaggioso l'equilibrio cancro-organismo.

Il caso dell'UFT nel cancro mammario aiuta a capire il primo principio. Dopo aver tolto chirurgicamente un cancro alla mammella come terapia adiuvante, cioè per aiutare a impedire recidive o metastasi, in Occidente si adoperano abitualmente regimi piuttosto pesanti di polichemioterapia, che associano più chemioterapici per via endovenosa. I giapponesi adoperano diffusamente l'UFT, un farmaco che si prende per bocca ed è poco tossico. Conducendo ampi e attenti studi clinici hanno dimostrato che assumendo l'UFT per un paio d'anni si ottengono risultati paragonabili a quelli di sei cicli di CMF, una delle polichemioterapie adoperate in Occidente, con la differenza che le pazienti possono godere di una qualità della vita di gran lunga migliore e risparmiarsi rischi.

Il secondo principio (agire sull'equilibrio cancro-organismo) è illustrato dal caso del PSK o polisaccaride K, un estratto del fungo *Coriolus Versicolor*. In Giappone è usato da oltre 30 anni nella cura del cancro. Si sa che agisce stimolando le difese immunitarie, ma anche mettendo in difficoltà il tumore in altri modi. Gli studi clinici hanno dimostrato che migliora l'efficacia della chemioterapia, quella con l'UFT in particolare, nel cancro gastrico, nel colon-rettale, polmonare, mammario. Perciò in Giappone il PSK è approvato come farmaco antineoplastico.

Negli U.S. e negli altri paesi occidentali è poco noto. Non è approvato come farmaco, ma è in commercio come integratore alimentare. I giudizi degli esperti sono per lo più scettici e sembrano ignorare la letteratura scientifica giapponese. Come mai? Probabilmente le ragioni sono tante, ma forse una di queste è che per la medicina occidentale è difficile accettare un rimedio poco aggressivo, che modifica l'equilibrio cancro-organismo e fa da supporto di altre terapie, senza essere di per sé decisivo. Si pensa che al successo si arriva con una determinata azione terapeutica efficace. Non ci si rende bene conto che il successo è multifattoriale, è sempre frutto di tanti fatti che nell'organismo accadono e insieme lo rendono possibile. Ogni terapia che adoperiamo è solo uno dei fattori in gioco e, per quanto importante, non è mai l'unico.

Se le cose stanno così, perchè non agire contemporaneamente in tanti modi? Perchè affidarsi a un rimedio solo? Perchè puntare tutto sulla terapia che secondo noi è decisiva, sottovalutando i vantaggi di combinarla con altre che possono aiutare?

Sarà per la cultura collettivistica e per la tradizione di etnomedicina?

Helen e Leonard sono studiosi di scienze sociali: conoscono piuttosto bene, oltre alla psicologia, la sociologia e l'antropologia culturale. Quando Leonard racconta a Helen la storia dell'UFT e del PSK, tutti e due pensano a due aspetti della cultura giapponese che possono spiegare le cure meno aggressive e l'attenzione all'equilibrio cancro-organismo.

I Giapponesi, come altri popoli orientali, sono collettivisti, diversamente dagli occidentali, che sono individualisti. Per un individualista il proprio sé è indipendente dagli altri: per lui ciò che egli è dipende soprattutto da ciò che egli pensa e fa per conto proprio, in autonomia. Il collettivista invece ha un sé interdipendente, cioè sente che ciò che egli è dipende dal fatto che è parte di un determinato gruppo sociale e dai rapporti che ha all'interno di questo. L'individualista arriva tranquillamente a pensare di poter esistere da solo, il collettivista pensa di esistere nella misura in cui è inserito nel proprio gruppo di appartenenza.

Se proponiamo a una donna occidentale, operata di tumore al seno, una terapia adiuvante con CMF, quasi certamente accetterà, anche se le spieghiamo che il trattamento durerà vari mesi e che richiederà di recarsi in ospedale per le infusioni in vena dei farmaci. Il beneficio che se ne può ricavare sembra evidentemente giustificare il disagio.

Una donna di una cultura collettivista con maggiori probabilità può rifiutare o comunque manifestare perplessità. Andare in ospedale per mesi la fa sentire sradicata, tagliata fuori dal proprio gruppo sociale, con la conseguenza che è compromesso il suo sé, non è più lei. In fin dei conti una terapia adiuvante può solo ridurre il rischio che si formino metastasi, non eliminarlo. Agli occhi

30

di una donna di cultura collettivista questo beneficio può apparire modesto rispetto al danno di essere in parte sradicati per mesi. Ecco che diviene importante trovare una terapia leggera, da fare a casa, per bocca, senza cambiare le abitudini quotidiane, una terapia come quella con l'UFT.

I Giapponesi, come altri orientali, hanno alle spalle una lunga tradizione di etnomedicina, che si avvale principalmente di estratti ricavati dal mondo naturale e il cui uso si basa su pratiche ed esperienze millenarie. Hanno sviluppato una medicina scientifica tra le più avanzate al mondo, ma non hanno del tutto dimenticato l'eredità dell'etnomedicina. Guardano con rispetto ad alcuni rimedi tradizionali, anche se poi li sottopongono al vaglio rigoroso della ricerca scientifica. Il PSK è uno dei tanti estratti di funghi dell'etnomedicina, degno di attenzione perchè in varie ricerche scientifiche ha dimostrato di essere efficace.

L'eredità più importante dell'etnomedicina non sta però nei rimedi tradizionali che la scienza ha ripescato. È di metodo, di approccio, di pensiero che sta sotto alle cure. L'etnomedicina non parte dall'idea di eliminare le cause delle malattie: i batteri, i parassiti o le cellule del cancro. Cerca di ristabilire un equilibrio che si è rotto, di modo che l'individuo possa stare abbastanza bene, anche se continua ad avere la malattia e anche se in lui restano i batteri, i parassiti o le cellule del cancro. Ecco che le cure tradizionali tendono a essere meno aggressive e portano avanti il principio che l'importante è star bene, non vincere battaglie contro nemici della nostra salute.

Questa volta l'opinione a distanza è deludente

Leonard pensa di rafforzare la terapia ormonale aggiungendo al tamoxifene, che Helen già prende, l'UFT e il PSK. La sua idea è adoperare l'UFT in maniera metronomica, cioè a basso dosaggio e continuativamente. Il PSK può aiutare rendendo più agguerrito il sistema immunitario. Assieme all'UFT pensa di dare il folinato di calcio o LV, una vitamina che ne potenzia l'azione, non solo perchè l'associazione è standard, ma anche perchè sembra che LV aiuti a contrastare possibili resistenze dovute al CEA. Questa strategia lo convince essenzialmente per due ragioni: gioca di anticipo e usa armi leggere.

Anche se è convinto, Leonard decide di consultarsi lo stesso a distanza e chiedere un'altra *remote second opinion* al centro specializzato che ha interpellato al momento della diagnosi e che lo ha aiutato ad arrivare a concludere che il cancro veniva dalla mammella. Confrontarsi è sempre utile e poi tutto quello che bisogna fare è scrivere una relazione clinica, inserirla sul sito internet e aspettare qualche giorno per avere la risposta.

A fornire l'opinione è la stessa dottoressa che l'anno prima era d'accordo con la sua diagnosi di origine mammaria. Questa volta però la dottoressa boccia l'idea di Leonard di rafforzare la terapia ormonale aggiungendo al tamoxifene l'UFT e il PSK. A suo avviso bisogna attenersi al modo standard di procedere mentre Leonard se ne vuole allontanare. Nell'approccio standard modificare la terapia è giustificato solo se è evidente che la malattia avanza. Un marcatore, il CEA, si è alzato e nello stomaco si è visto un residuo di cellule del cancro, quel bottoncino che proccupa Leonard, ma questo non è motivo sufficiente per agire, perchè non autorizza a dire che la malattia sta progredendo. Secondo i criteri UICC (*Union Against Cancer*) c'è progressione solo se ci sono chiari segni clinici, quali crescita e diffusione del tumore visibili alla PET o ad esami radiologici.

L'opinione invita a ripetere la PET dopo qualche mese e a cambiare terapia solo se questa mostra evidenti segni di progressione. Se la situazione non è assai grave, sarà sufficiente sostituire il tamoxifene con un altro farmaco ormonale, altrimenti ci vorrà una nuova chemioterapia. È il *wait and see*, come lo chiamano abitualmente gli oncologi, la regola di pazientare, monitorare la situazione e intervenire solo se precipita.

Leonard ha in mente l'esatto contrario. Vuole giocare di anticipo. Per lui aver scoperto la malattia che riparte in un punto del corpo ancora sul nascere, quando la ripresa è appena agli inizi, è un vantaggio da non buttar via. Proprio il fatto che per ora c'è solo un bottoncino nello stomaco permette di bloccare la malattia agevolmente e con buone probabilità di averla vinta. Aspettare significa trovarsi a fronteggiare poi una malattia più grave e più difficile da gestire.

Formalismi

Leonard è deluso dal parere, anche perchè ci sono scritte cose discutibili, che lo lasciano perplesso. Dire che bisogna star fermi solo perchè secondo i criteri stabiliti da un'organizzazione quale l'UICC non ci sarebbe progressione agli occhi di Leonard è un'assurdità. Significa dare eccessiva importanza alle convenzioni, ai protocolli, alle indicazioni di massima che degli esperti possono dare e intanto perdere di vista la realtà. Nello stomaco la malattia sta ripartendo: gastroscopia e biopsie hanno permesso di scoprirlo. I criteri UICC si basano sui segni radiologici perchè di solito riusciamo a scoprire le progressioni quando arrivano a vedersi con questi esami. Quello di Helen però è un caso particolare, un caso in cui fortunatamente la gastroscopia ha permesso di vedere la ripresa della malattia prima, quando non dà ancora segni radiologici. Dobbiamo ignorare quel che si vede nello stomaco per rispetto delle regole UICC?

Nel parere la dottoressa scrive anche che l'analisi delle biopsie non va usata per prendere decisioni terapeutiche. Per lei i ragionamenti sui CD8, che fanno pensare a un campo di battaglia, e sul CEA, che potrebbe favorire la sopravvivenza delle cellule del cancro in un ambiente ostile, sono interessanti, ma nella pratica vanno ignorati. Vale infatti la regola di tener conto solo degli esami istologici che per prassi consolidata sono usati per orientare le terapie. Ancora una volta Leonard si chiede fino a che punto bisogna obbedire alle regole. Se abbiamo informazioni utili, che possono aiutarci a comprendere meglio il caso che stiamo curando e a mirare meglio la terapia, perchè non servircene? Certo dovremo usarle con saggezza e con prudenza, ma sarebbe un peccato buttarle via.

Inesattezze scientifiche

Nel parere c'è scritto che l'UFT non dà buoni risultati nel cancro della mammella. Se non che Leonard conosce bene la vasta esperienza giapponese, in cui questo farmaco è adoperato dopo gli interventi di cancro della mammella. Ha letto con interesse gli articoli a riguardo pubblicati negli ultimi anni.

La dottoressa dice poi che semmai al posto dell'UFT si potrebbe usare la capecitabina, farmaco molto simile. Leonard sa però che UFT e capecitabina sono diversi per vari aspetti, uno dei quali considera molto importante. A causa degli effetti collaterali che insorgono, è difficile protrarre la somministrazione di capecitabina oltre un anno. I giapponesi invece usano abitualmente l'UFT per due anni e, nel cancro del colon, anche per tre. Ha letto di casi in cui pazienti hanno preso l'UFT per cinque anni e persino per più di dieci anni senza grossi problemi. Leonard spera di riuscire a curare a lungo la malattia di Helen e gli piace l'idea di affidarsi a un farmaco che si può usare per tanto tempo.

Il parere contiene anche un'affermazione che per Leonard è sconcertante. Ormonoterapici, come il tamoxifene, e chemioterapici, come l'UFT, secondo la dottoressa non andrebbero associati, perchè interagiscono negativamente, cioè uno riduce l'efficacia dell'altro. Si tratta di un'idea che circola tra gli oncologi, basata su alcune segnalazioni, ma priva di reale fondamento. Nell'esperienza clinica giapponese tamoxifene e UFT assieme hanno dato buoni risultati, migliori di quelli che si ottengono usandoli da soli. Gli studi dicono anche che sono sinergici, si potenziano a vicenda. La chemoendocrinoterapia, l'associazione di terapia ormonale e chemioterapia, è di fatto praticata ed è interessante, ma molti oncologi nutrono pregiudizi nei suoi confronti. La giudicano negativamente per sentito dire, perchè è di moda screditarla, senza andare a documentarsi seriamente.

Negli anni successivi le idee degli oncologi sarebbero cambiate, seppure lentamente. Tuttavia allora, quando Leonard era alle prese con la sua decisione, il pregiudizio nei confronti della chemoendocrinoterapia era diffuso e circolava la parola d'ordine "non si associa ormonoterapia e chemioterapia". Mode, che vanno e vengono.

Ragionamenti difettosi

Secondo il parere della dottoressa il tamoxifene probabilmente non sta funzionando più. Possiamo già dirlo con sicurezza, anche se avremo la prova definitiva che non sta funzionando il giorno in cui vedremo una progressione secondo i criteri UICC. Allora sostituiremo il tamoxifene con un'altra terapia.

Questo ragionamento a Leonard non sembra corretto. Si contraddice, perchè sostiene che il tamoxifene non funziona più e al tempo stesso che bisogna comportarsi come se funzionasse ancora. Per Leonard però il difetto principale del ragionamento è che parte dall'idea che il tamoxifene o funziona o non funziona, senza ammettere vie di mezzo.

La malattia in origine era diffusa a tutto lo stomaco, al peritoneo, alle ovaie, all'uretere. Cellule del cancro sono sicuramente ancora presenti in tutti questi posti, dato che la chemioterapia, anche nella migliore delle ipotesi, ne lascia sempre una piccola percentuale che non riesce ad uccidere. Tuttavia la malattia ora riparte solo in un piccolo punto dello stomaco. Come mai? È ragionevole pensare che altrove il tamoxifene stia tenendo buone le cellule del cancro o per lo meno che ne rallenti il risveglio.

Del resto in quel punto dello stomaco, dove riparte, il cancro cresce lentamente. Le biopsie suggeriscono poi che le cellule del cancro incontrano qualche difficoltà. Forse il tamoxifene anche lì sta in parte funzionando. Allora perchè togliere una terapia che forse in parte funziona? Finchè si può, se non ci sono impedimenti, meglio andare avanti aggiungendo terapie nuove alle vecchie, invece di sostituirle.

Nel parere c'è una osservazione scientificamente abbastanza corretta: non abbiamo prove che l'UFT è efficace nel cancro della mammella metastatico già trattato in precedenza con altre terapie. C'è del vero, dato che i giapponesi usano l'UFT in adiuvante, cioè per aiutare a impedire recidive e metastasi dopo che un cancro della mammella è stato tolto chirurgicamente. Così in questa esperienza giapponese quella con UFT è la prima chemioterapia che donne malate di cancro al seno fanno e la fanno quando non hanno metastasi.

Tuttavia il ragionamento che la dottoressa fa non sta in piedi. Parte dal presupposto che non ci sono evidenti prove che l'UFT funzioni nel cancro mammario metastatico già trattato con altre terapie e conclude che non funziona e quindi non va usato. In mancanza di studi sufficienti non possiamo però dire nulla, nè che funziona, nè che non funziona. La mancanza di buone prove a favore non è una prova contro. Per dire che non funziona avremmo bisogno di vaste sperimentazioni in cui non ha funzionato e noi non le abbiamo.

In ogni caso Leonard pensa siano più importanti altre considerazioni. Visto che c'è stata una remissione completa e la PET è negativa, la situazione di Helen ora somiglia a quella di chi ha tolto un cancro al seno è fa una terapia adiuvante.

Fatto ancora più importante, la sua intenzione è usare l'UFT in metronomica, cioè continuativamente e a basso dosaggio. Diversamente dalle chemioterapie tradizionali, le metronomiche hanno un'efficacia che prescinde abbastanza dal tipo di tumore. E in effetti l'UFT metronomico è stato sperimentato con discreto successo in diversi tipi di cancri metastatici e già trattati, tra cui quelli della mammella. C'è da dire ancora che tutto ciò che Leonard si aspetta è che l'UFT, assieme al tamoxifene e al PSK, aiuti a tenere buona la malattia di Helen.

Leonard fa di testa sua e il bottoncino scompare

Leonard resta deluso del parere a distanza, ma lo trova lo stesso utile. Le obiezioni lo stimolano a pensare, ad approfondire, a studiare a ragionare sui ragionamenti. Grazie a questo lavoro ora ha ben chiare le ragioni della sua scelta di aggiungere UFT/LV e PSK al tamoxifene. Le riassume in tredici punti, che scrive in un breve testo di un paio di pagine.

Stephen T., l'oncologo che all'inizio aveva sospettato l'origine mammaria e aveva suggerito quella chemioterapia che aveva funzionato così bene, legge i tredici punti e dice di essere d'accordo con Leonard. Mentre legge, di tanto in tanto si lascia sfuggire delle risatine, come di uno che scopre che le idee in cui crediamo hanno dei limiti e ride vedendo l'umana presunzione crollare davanti alla realtà. Alla fine sintetizza così il suo pensiero: la scelta di Leonard non è standard, ma è la più sensata. Si spinge oltre: se per curare il cancro basta seguire i protocolli, allora meglio mandare a casa gli oncologi e farsi curare dai computer.

Helen chiede a Leonard di illustrarle nel dettaglio tutte le sue riflessioni. Legge i tredici punti ed è presente quando Stephen T. dice di essere d'accordo con Leonard. Alla fine l'ultima parola è la sua: per me va bene così, aggiungiamo UFT/LV e PSK al tamoxifene. Le sue motivazioni sono semplici e chiare: non posso accettare di stare senza far niente mentre il cancro già riparte nello stomaco e mi piace l'idea di non esagerare, di andare avanti aggiungendo a una terapia leggera altre terapie leggere.

Helen comincia subito a prendere l'UFT con il levofolinato, ma passa quasi un mese prima di avere il PSK da aggiungere alla terapia. Leonard ha studiato le tecniche di produzione di questo estratto di funghi e non si fida degli integratori in vendita in occidente, preferisce il farmaco originale giapponese. Così lo fa arrivare da una farmacia di Tokyo.

Il CEA scende e dopo cinque mesi nello stomaco non si vede più nulla. Il gastroscopista sembra sorpreso e per essere sicuro fa delle biopsie dove prima c'era il bottoncino. Sono negative, senza cellule del cancro. Siamo di nuovo in remissione completa.

La fortuna di aver scoperto come sconfiggere la diarrea

In cinque mesi la malattia è tornata indietro, ma è stata dura. Dopo le prime settimane di terapia con l'UFT Helen ha diarrea, con parecchie scariche al giorno, che si fermano a stento dopo aver preso più compresse di loperamide, il farmaco contro la diarrea che di solito si usa in questi casi. A volte Helen è costretta a interrompere l'UFT e a smettere di alimentarsi, ricorrendo per alcuni giorni a infusioni endovena di liquidi e sostanze nutritizie. Fortunatamente c'è Leonard che provvede a fare tutto a casa.

Gli effetti della diarrea sull'organismo fanno star male Helen, che è debole e fa fatica anche a camminare lungo una leggera salita. Così, con questa sofferenza, non è possibile andare avanti. La terapia con l'UFT doveva essere leggera, ma si sta rivelando insostenibile.

La diarrea è un effetto collaterale tipico dell'UFT, un farmaco che provoca anche infiammazione dell'intestino. L'associazione del levofolinato poi può accrescere il rischio di diarrea. Leonard però ha letto in alcuni articoli scientifici, scritti da autori giapponesi con molta pratica nell'uso dell'UFT, che la diarrea abitualmente si gestisce senza grossi problemi. Ma come?

Leonard ha il sospetto che ci siano espedienti, strategie di gestione, che quegli autori danno per scontate e in quegli articoli non illustrano. Comincia così a consultare la letteratura scientifica, specie giapponese, alla ricerca disperata di suggerimenti utili. Scopre modi affascinanti di affrontare il problema.

Mirare sulle cellule del cancro soprattutto la notte

Un espediente per evitare la diarrea è cronomodulare la somministrazione dell'UFT, cioè distribuirla in modo opportuno durante le 24 ore. Solitamente la dose massima viene data al mattino. È un errore, perchè così a parità di efficacia ci sono più effetti collaterali, compresi i danni intestinali che causano la diarrea. Per cercare di ridurre i danni bisogna dare la dose maggiore tra mezzanotte e le due di notte, in modo che il farmaco arrivi ai livelli più alti nel sangue in piena notte.

L'UFT, come in genere i chemioterapici, colpisce le cellule che si stanno riproducendo, le blocca e le danneggia mentre si dividono e si moltiplicano. Riesce a uccidere le cellule tumorali proprio perchè queste si riproducono. Anche le cellule della mucosa intestinale però si riproducono, lo fanno perchè la mucosa si rinnova e c'è bisogno di rimpiazzare le cellule che muoiono e vengono eliminate. Così l'UFT finisce per danneggiare la mucosa intestinale, la fa infiammare e provoca diarrea.

Durante la notte le cellule della mucosa intestinale si riposano, rallentano l'attività di riproduzione. Le cellule del cancro invece vanno avanti a riprodursi col proprio ritmo, senza risentire del giorno e della notte. Ecco che dare la dose maggiore di notte è vantaggioso. Durante la notte i livelli alti di UFT colpiranno soprattutto le cellule neoplastiche, che vanno avanti a riprodursi, e risparmieranno quelle intestinali, che si riposano.

Con il fluorouracile abitualmente la cronomodulazione si fa: quando viene somministrato di continuo per infusione le maggiori quantità di farmaco vengono iniettate nel sangue intorno alle quattro di notte. Stranamente però la cronomodulazione è poco praticata nel caso dell'UFT. Eppure l'UFT è un profarmaco del fluorouracile, cioè si trasforma in fluorouracile e agisce attraverso questo.

La melatonina, presa prima di addormentarsi, può rafforzare la cronomodulazione. È la sostanza che nel nostro organismo regola il ritmo sonno-veglia, e che come integratore si assume abitualmente per l'insonnia o per il jet lag, i disturbi che insorgono dopo viaggi in aereo in cui si attraversano più fusi orari. Durante la notte tende a bloccare la riproduzione delle cellule sane, come quelle della mucosa intestinale, a tenerle in un certo senso in sonno, mentre non riesce a frenare la riproduzione delle cellule del cancro. Così, se uno prende la melatonina, le cellule intestinali risentono ancora meno degli effetti dell'UFT durante la notte.

Del resto la melatonina non è tossica e sembra avere una serie di effetti vantaggiosi, come il fatto che potenzia l'azione del tamoxifene, stimola il sistema immunitario, sembra potenziare l'efficacia dei chemioterapici riducendone la tossicità e forse mette in difficoltà in vari modi le cellule del cancro. Almeno per brevi periodi è stata adoperata senza dare problemi a dosaggi di 30-40 mg a sera. Perciò Leonard pensa che per Helen possono andar bene 10-15 mg ogni sera.

Lasciar riposare l'organismo nel weekend

Abitualmente l'UFT si prende per tre o quattro settimane seguite da una settimana di riposo. All'inizio Leonard si è attenuto allo schema standard ed Helen ha preso l'UFT tre settimane si e una no. Esplorando la letteratura scientifica Leonard si imbatte in ricerche giapponesi che sperimentano lo schema *weekday-on/ weekend-off*, in cui il farmaco si prende dal lunedì al venerdì e ci si riposa sabato e domenica. Gli articoli che ha trovato concludono che lo shema *weekday-on/ weekend-off* è efficace come quello convenzionale, se non di più.

Leonard pensa che questo schema settimanale, oltre che efficace, dovrebbe essere anche meno tossico e che forse può aiutare a risolvere il problema della diarrea. Il danno che il farmaco procura all'organismo e all'intestino in cinque giorni è sicuramente minore di quello che può provocare in ventuno o ventotto giorni. Perciò teoricamente la terapia dovrebbe dare meno problemi se concediamo all'organismo un riposo ogni settimana, anche se il riposo è più breve. Andando avanti a studiare Leonard scopre ricerche successive che confermano la sua ipotesi: lo schema *weekday-on/ weekend-off* effettivamente è meglio tollerato.

Questa volta a dargli una mano è Google Traduttore. Gli articoli più recenti, quelli delle ricerche che dimostrano la migliore tollerabilità dello schema settimanale, sono in giapponese. Leonard ed Helen assieme, con pazienza, li traducono grazie a Internet.

Proteggere l'intestino

Integratori e farmaci possono proteggere la mucosa intestinale dai danni dell'UFT. La glutamina, che Helen aveva preso all'inizio per combattere la cachessia, può aiutare. Ci sono studi clinici dai quali risulta chiaramente che riduce il danno della mucosa intestinale causato dai chemioterapici. Riguardo alla diarrea in alcune sperimentazioni la glutamina ha dato effetti benefici e in altre no. Così le linee guida statunitensi non la raccomandano per la gestione della diarrea da chemioterapici, mentre le canadesi la considerano tra i supporti utilizzabili.

L'impressione di Leonard è che sarebbe sciocco non dare la glutamina ad Helen. A giustificarne l'uso basta il solo fatto che questo integratore aiuta a mantenere la mucosa sana, visto che è innocuo e che, stando a certi studi, può addirittura avere azioni contro il cancro. Che poi da sola non sempre riesce a diminuire la diarrea poco importa, dice solo che va usata assieme ad altri rimedi. Strano modo di ragionare quello che a volte hanno gli autori delle linee guida.

Lo zinco-carnosina in Giappone è un farmaco, approvato in particolare per l'ulcera gastrica. In occidente si vende come integratore e si usa per il mal di stomaco o le gastriti. Studi negli animali suggeriscono che lo zinco-carnosina protegge la mucosa intestinale dai danni provocati dai chemioterapici e da altri farmaci che pure ledono le mucose. Gli studi clinici nell'uomo sono pochi, condotti su poche persone e riguardano soprattutto farmaci diversi dai chemioterapici. Per Leonard però ciò che sappiamo è sufficiente per concludere che lo zinco-carnosina può aiutare Helen a sopportare l'UFT.

Lo zinco-carnosina è praticamente innocuo. Alcuni hanno espresso preoccupazione per gli effetti tossici dello zinco, contenuto nella molecola, tanto che l'FDA (*Food and Drug Administration*), l'organismo governativo che negli Stati Uniti regolamenta l'uso dei farmaci e dei prodotti alimentari, ha limitato il dosaggio alla metà di quello comunemente adoperato in Giappone. La preoccupazione però è priva di fondamento.

È vero che lo zinco ad alte dosi ha effetti dannosi. Tra l'altro abbassa le difese immunitarie, cosa che nel caso di Helen sarebbe davvero deleterio, visto che queste servono a combattere il tumore. Tuttavia gli effetti dannosi possono comparire quando una persona assume più di 100 mg al giorno di zinco. Alle dosi di zinco-carnosina abitualmente adoperate in Giappone ogni giorno si assumono 34 mg di zinco, circa un terzo della quantità da non superare, ragion per cui non c'è alcun pericolo. Anzi, a queste quantità giornaliere, lo zinco è benefico e rafforza le difese immunitarie, altro che indebolirle.

Nel caso di Helen lo zinco-carnosina sembra utile anche per altre ragioni. Attraverso una serie di meccanismi riduce l'infiammazione nello stomaco e crea un ambiente più sfavorevole alla crescita del cancro, che proprio lì ora si sta risvegliando. Stando ai risultati di alcune ricerche, lo zinco-carnosina dovrebbe anche potenziare l'azione dell'UFT contro il tumore che si trova nello stomaco, specie se i due farmaci vengono somministrati assieme o a breve distanza l'uno dall'altro.

Leonard scopre anche qualcosa di sorprendente. Per gestire la diarrea si sono dimostrati utili farmaci che stimolano la secrezione di bile e accelerano il transito intestinale, cioè fanno procedere più velocemente il contenuto dell'intestino. Sulle prime Leonard è perplesso, perchè un transito intestinale rapido di solito si associa a diarrea e questi farmaci possono causare diarrea. Curiamo la diarrea con la diarrea? Dopo averci riflettuto però trova la cosa sensata. Se il contenuto intestinale procede più rapidamente, l'UFT resta meno a contatto con ciascun segmento di intestino che attraversa e fa meno danni. L'intestino è un tubo lungo diversi metri. Se l'UFT l'attraversa velocemente, distribuisce i danni su una superficie molto vasta e in ogni punto il danno finisce per essere poco.

Un intero anno di tregua

Leonard giudica opportuno adoperare tutti i rimedi che, alla luce di quanto ha studiato, sembrano utili a gestire la diarrea: cronomodulazione, schema *weekday-on/ weekend-off*, farmaci e integratori capaci di proteggere l'intestino. Li illustra a Helen, spiegandole nel dettaglio come funzionano. Per illustrare alcuni meccanismi complessi si serve di intricati modelli, fatti di frecce, segni di più e meno e di sigle, come IL-6, IL-8, IL-10, NFkB, HSP27, HSP72, ROS, MMPs, ecc.

Helen non si scoraggia, fa domande e domanda dopo domanda porta Leonard a farle capire abbastanza come stanno le cose. Alla fine decide: che aspettiamo?

Grazie agli accorgimenti scoperti da Leonard la diarrea miracolosamente scompare del tutto. La terapia con l'UFT diviene fattibile. Leonard non sa se il successo è dovuto in particolare a uno o ad alcuni degli espedienti adottati o se tutti insieme concorrono a evitare la diarrea. Pensandoci bene però non gli importa saperlo: quel che conta è che Helen prende l'UFT e sta bene. Helen è contenta, anche se ha sempre amato andare a dormire presto e fare sonni tranquilli, per cui prendere le compresse tra mezzanotte e le due, specie all'inizio, le crea qualche disagio.

Eliminata la diarrea Helen riesce a prendere l'UFT, l'UFT funziona e il cancro nello stomaco torna indietro. È di nuovo tregua. La lotta contro il cancro è sospesa, ma temporaneamente. Helen e Leonard sanno bene che prima o poi ricomincerà.

La tregua dura un anno. Helen e Leonard ne approfittano per dedicarsi a studiare e a scrivere articoli e libri di psicologia, sociologia e antropologia culturale. Sono le loro materie, quelle alle quali si dedicano assieme da decenni e che amano. Helen e Leonard portano avanti anche consulenze organizzative in aziende, insegnano agli studenti e fanno formazione di adulti. Lavorano molto, come per fare il più possibile fin tanto che si può.

Durante una tregua bisogna sorvegliare il nemico. Ogni quindici giorni c'è l'appuntamento dei marcatori, ogni due mesi quello della gastroscopia e ogni tre quello della PET. Tutte le volte Leonard avverte l'ansia, un'ansia forte che si risolve appena arrivano i risultati e questi lasciano ancora sperare che la tregua continui. Helen, come al solito, sembra più tranquilla, fredda. Giustifica la sua freddezza dicendo che tanto prima o poi ognuno di noi muore e che questo tutti noi lo sappiamo fin da piccoli. Se Leonard esagera con l'ansia Helen minaccia: se fai così, non mi curo più.

Più aggressiva di prima, si ripresenta la malattia nello stomaco

Questa volta Leonard arriva all'appuntamento della gastroscopia più preoccupato del solito, perchè nei due mesi precedenti un marcatore, il CA72-4, è salito di poco, ma costantemente. Leonard ha notato anche che nel sangue sono aumentati i livelli di cromogranina e gastrina, cosa che fa pensare che l'ambiente nello stomaco sia cambiato e diventato più favorevole al cancro.

La gastroscopia mostra qualcosa di impressionante: una estesa piastra di mucosa ispessita e infiammata, nella quale si notano cinque noduli neoplastici, cinque masse di cellule del cancro. Il quadro è impressionante, perchè solo due mesi prima non c'era nulla, lo stomaco –apparentemente almeno – era normale.

Il gastroscopista dice soltanto"mi dispiace". Helen e Leonard leggono sul suo viso una sorta di rassegnazione, forse la convinzione che il gioco torna a essere pesante e che non c'è più spazio per la speranza di cavarsela con cure leggere, di continuare a vivere bene.

Le biopsie sono positive: ci sono cellule del cancro, sia nei noduli, sia nella mucosa ispessita e infiammata tra i noduli. Leonard si affretta a far fare a Helen una PET, che conferma la presenza della malattia nello stomaco. L'anno di tregua è finito.

Una incredibile remote second opinion

Questa volta Leonard non pensa di chiedere un parere a distanza al centro al quale si è rivolto in passato: sa già che gli diranno che è ora di ripetere la chemioterapia e forse che ha sbagliato a non seguire l'approccio standard. Prova a interpellare un altro noto centro, che pure fornisce seconde opinioni a distanza sul cancro.

La risposta è ancora più deludente. Il medico che scrive non fornisce consigli sulla cura da adottare, ma contesta la diagnosi: per lui il cancro è dello stomaco e non viene dalla mammella. Conclude dicendo che ha l'impressione che chi ha in cura Helen non sia abbastanza esperto e che, se Helen vuole, potrebbe prenderla in cura lui.

Leonard e Helen sono sconcertati e infastiditi, per lo sfacciato tentativo di portarsi via un cliente e ancor più per l'ignoranza dimostrata. Questo oncologo si basa sulla pratica spicciola, crede ciecamente alle proprie opinioni maturate con l'esperienza e, senza mostrare un briciolo di umiltà, trascura allegramente tutti gli studi scientifici e i ragionamenti che portano a concludere che il cancro viene dalla mammella. Neppure si chiede come mai questo cancro gastrico ha risposto così bene (purtroppo il cancro dello stomaco risponde poco alle chemioterapie) e per giunta a una terapia che funziona meglio in un mammario che in un gastrico. Ecco un genere di medici che si incontrano e dai quali è bene stare accuratamente alla larga.

Due ipotesi che Leonard ed Helen scartano: tornare alla chemioterapia e togliere lo stomaco

Chiuso lo squallido capitolo della *remote second opinion*, Leonard ed Helen tornano da Stephen T. Per loro è un riferimento importante. È l'oncologo che all'inizio aveva intuito la diagnosi di origine mammaria e aveva consigliato una chemioterapia vincente. L'anno dopo, d'accordo con Leonard, aveva lasciato perdere i protocolli, che tanto stavano a cuore alla dottoressa della *second opinion*, e aveva sostenuto l'idea, anche questa vincente, di potenziare la terapia ormonale per bloccare sul nascere la ripresa della malattia nello stomaco.

Stephen T. vede due vie possibili: ripetere la chemioterapia oppure ricorrere alla chirurgia e togliere lo stomaco. La strategia di rafforzare la terapia ormonale con cure leggere ha bloccato la ripresa della malattia e ha fatto guadagnare un anno. Ora però il cancro è riapparso nello stomaco in forma grave. Le cure leggere evidentemente non bastano più. Tutto lascia pensare che il cancro sfuggirà al controllo, se non si ricorre a trattamenti più aggressivi e decisi.

Tutto sommato, Stephen T. preferisce la chemioterapia, magari ancora col docetaxel, che ha funzionato così bene all'inizio. Pensa però che valga la pena di sentire il parere di un chirurgo e valutare l'altra ipotesi, perchè la malattia al momento sembra presente solo nello stomaco. L'idea di togliere quella parte del corpo dove il cancro risiede e magari liberarsene è attraente.

Leonard è perplesso e non esita a dire perchè. Trova ingiustificato ricorrere alla chemioterapia, un'arma eccessiva per una malattia confinata in un solo posto, un'area circoscritta dentro lo stomaco. La chemioterapia secondo Leonard ha senso quando il cancro è diffuso, com'era all'inizio nel caso di Helen. Con questa infatti riusciamo a colpire le cellule del cancro in quasi tutte le parti del corpo. Non ha senso però sparare quasi dappertutto se lo scopo è colpire in un punto solo. Troppi danni da sopportare: Helen starebbe male senza una vera ragione. La chemioterapia non lo convince anche perchè non c'è garanzia di successo. Le probabilità che funzioni sono in genere sotto al 50%, meno di un caso su due. Una ragione in più per considerarla un rimedio estremo, cui ricorrere quando non disponiamo di altri mezzi e tutto sembra perduto.

Contro l'ipotesi della chirurgia porta due ragioni: senza stomaco si vive male e l'idea di liberarsi del cancro è un'illusione. La gastrectomia, sia la totale, l'asportazione di tutto lo stomaco, sia la parziale, l'asportazione di una parte, dà disturbi (senso di fatica, difficoltà ad alimentarsi, nausea, gonfiore, dolori, ecc.) e in genere occorrono vari mesi per tornare a una vita pressoché normale.

Sottoporsi a queste sofferenze sarebbe sensato se ci fosse la certezza o per lo meno una buona probabilità di liberarsi del cancro, ma nei fatti siamo abbastanza certi del contrario. All'inizio la malattia era diffusa anche fuori dello stomaco, al peritoneo, alle ovaie, alle ossa. In questi posti cellule del cancro sicuramente sono rimaste, solo che sono come in sonno, quiescenti. Tra l'altro proprio lo stress dell'intervento chirurgico le può risvegliare. Se questo dovesse accadere, noi avremmo fatto riemergere una malattia sommersa, mossi dall'illusione di liberarcene.

Stephen T. ormai stima Leonard, comincia a pensare che ci sia qualcosa di geniale nel modo in cui cerca di curare il cancro di Helen. Perciò lo ascolta con interesse e alla fine gli dice: "È tutto ragionevole, ma come pensi di tenere ancora a bada la malattia senza ricorrere alla chemioterapia o alla chirurgia?"

Leonard pensa che si debba continuare con la stessa terapia e renderla più efficace con azioni ulteriori. Illustra le due cose che vorrebbe fare: modificare l'ambiente gastrico per renderlo meno favorevole al cancro e trattare la malattia localmente senza arrivare a togliere in tutto o in parte lo stomaco. Ha già qualche idea, ma ha bisogno di studiare per definire una strategia precisa.

Stephen T. resta qualche minuto in silenzio, come preso in contropiede dal cambio di prospettiva che Leonard propone. Poi dice: "D'accordo, tentiamo, ma alla svelta e diamoci un tempo, qualche mese, non di più".

Semplici mosse per modificare l'ambiente gastrico e arrivano i primi risultati

Helen prende il lansoprazolo, un inibitore di pompa, che le ha consigliato un gastroenterologo all'inizio della malattia. Gli inibitori di pompa sono farmaci molto usati nell'ulcera gastroduodenale e in altre malattie e che vengono spesso prescritti a pazienti con tumori nello stomaco. Di per sè un ambiente gastrico meno acido può essere utile quando c'è un tumore, soprattutto perchè la mucosa è meno soggetta a infiammazioni. Tuttavia gli inibitori di pompa hanno effetti che possono rendere l'ambiente gastrico più favorevole alla crescita del cancro. Quando Leonard mette insieme tutte le informazioni scientifiche a riguardo coglie improvvisamente che aver dato il lansoprazolo a Helen è stato con buona probabilità un errore.

Gli inibitori di pompa alterano la secrezione del muco che protegge la mucosa gastrica, compromettono la motilità dello stomaco e soprattutto inibiscono la produzione di somatostatina. Questo ormone, secreto nello stomaco da parte delle cellule delta, riduce la presenza di molecole capaci di favorire la crescita del cancro (gastrina, colecistochinina, IGF-1), molecole queste che vengono prodotte sempre nello stomaco da altre cellule. La somatostatina poi, per altre vie, contrasta l'infiammazione e aiuta a tenere sotto controllo l'acidità. Chi assume inibitori di pompa ha meno somastatina nello stomaco e per le cellule del cancro che stanno lì questo è un vantaggio.

Leonard decide di sostituire il lansoprazolo con la ranitidina, un vecchio farmaco, che riduce l'acidità senza abbassare la somatostatina e senza creare i problemi degli inibitori di pompa. Aggiunge alla ranitidina l'octreotide, un analogo della somatostatina, un farmaco cioè che ha gli stessi effetti di questa.

Dalle ricerche sembra che gli analoghi della somatostatina hanno una serie di effetti contro il cancro, anche se poi le sperimentazioni cliniche hanno dato risultati deludenti, salvo casi particolari e per periodi brevi. A Leonard però interessa solo modificare opportunamente l'ambiente gastrico, non pensa di usare l'octreotide come farmaco anticancro. Non gli dispiace sapere che l'octreotide in teoria potrebbe avere effetti che contrastano il cancro, come tendere a bloccare l'angiogenesi, il lavoro di fabbricare nuovi vasi che il cancro fa per crescere, o regolare l'attività del sistema immunitario, ma non si fa illusioni.

Stephen T. comprende le intenzioni di Leonard, anche perchè è un esperto di somatostatina e octreotide. Altri oncologi però stentano a capire che l'obiettivo di Leonard è semplicemente creare nello stomaco un ambiente dove sia più difficile per il cancro crescere e diffondersi. Hanno in mente che il cancro si combatte esclusivamente con mezzi che lo attaccano direttamente.

I risultati sono piuttosto sorprendenti. Dopo un mese all'esame endoscopico si vedono solo tre dei cinque noduli che c'erano. La piastra di mucosa ispessita e infiammata è scomparsa: i tre noduli rimasti si trovano ora in una mucosa apparentemente normale. Il CA 72-4, il marcatore che si era alzato, scende. Cromogranina e gastrina tornano normali, segno che l'ambiente gastrico è cambiato, come Leonard sperava. Il risultato è sorprendente, perchè frutto di due mosse davvero semplici, basate su ragionamenti biochimici sull'ambiente gastrico: sostituire il lansoprazolo con la ranitidina e aggiungere l'octreotide.

Helen non è molto contenta della nuova terapia, perchè l'octreotide si fa tre volte al giorno con iniezioni sottopelle in addome. Ha sempre odiato le iniezioni e l'idea di farle sulla pancia per lei è nuova. Chiude gli occhi e la bocca mentre Leonard fa l'iniezione, vistosamente, come a creare una barriera e così estraniarsi. I risultati ottenuti però le piacciono e per lei valgono bene tre iniezioni al giorno e anche di più, se necessario.

EMR e PDT fanno il resto e lo stomaco torna pulito

Le due semplici mosse tese a modificare l'ambiente gastrico hanno dato buoni risultati, ma sicuramente non bastano. La malattia nello stomaco anche se è migliorata, c'è ancora. Leonard poi sa bene che le cellule del cancro si adattano alle condizioni ostili. Perciò, quando rendiamo l'ambiente intorno meno favorevole alla sua crescita, dobbiamo aspettarci che, dopo un primo momento di difficoltà, il cancro ricominci a crescere come o più di prima. È essenziale l'altra azione che Leonard ha in mente: trattare localmente la malattia, andare a eliminare o distruggere in qualche modo il tumore, pur senza arrivare a togliere lo stomaco.

Per fortuna nello stomaco è facile arrivare con l'endoscopia. Ma come si può far pulizia del tumore? Quali trattamenti endoscopici possiamo usare? Leonard si mette a studiare i trattamenti endoscopici disponibili e, dopo aver a lungo ragionato, si orienta verso la combinazione di EMR e PDT.

L'EMR (*Endoscopic Mucosal Resection*) o mucosectomia è una tecnica chirurgica che permette di togliere noduli presenti sulla superficie della mucosa del tubo digerente, come quelli che ha Helen nello stomaco. È una tecnica chirurgica, ma di chirurgia minimamente invasiva, cioè che fa meno danni possibili, perchè delicata e precisa. Si fa entrando nello stomaco con l'endoscopio, il tubo dotato di videocamera che si usa per l'esame, e afferrando il nodulo con un cappio, che, quando viene stretto, lo recide, lo taglia di netto alla base e cauterizza la ferita.

La fotodinamica, PDT (*Photodynamic Therapy*), è un modo ingegnoso di distruggere le cellule del cancro, che risale ai primi del Novecento anche se poi è stato sviluppato solo in tempi più recenti. Si inietta un farmaco fotosensibile, che reagisce cioè in maniera particolare alla luce. Questo farmaco si diffonde nell'organismo e si concentra anche nel tumore. A questo punto l'area dove c'è il tumore viene illuminata con una luce di lunghezza d'onda appropriata. Il farmaco fotosensibile che si trova lì si attiva e provoca uno stress ossidativo, che danneggia le cellule del cancro, sia direttamente che indirettamente, attraverso gli effetti sui vasi sanguigni e sul sistema immunitario.

Conviene combinare i due trattamenti. L'EMR da sola toglierebbe i noduli. Resterebbero però cellule del cancro tutt'intorno, che oltretutto finirebbero per invadere le ulcere prodotte dall'EMR e prospererebbero. La fotodinamica può fare pulizia delle cellule che restano e garantire un buon risultato.

Dove possono trattare il cancro che Helen ha nello stomaco con la combinazione di EMR e PDT? Leonard fatica a trovare un centro adatto. L'EMR si fa quasi ovunque, ma al mondo sono pochi i centri dove si pratica la fotodinamica nel digerente. Tra l'altro si usa soprattutto nell'esofago, non nello stomaco. Per fortuna Leonard dispone di una fonte importante di informazioni: la letteratura scientifica, dove può vedere quali sono i centri che pubblicano esperienze cliniche di uso della PDT e può anche controllare i risultati ottenuti.

Alla fine Leonard individua un centro che lo convince, non solo perchè di fama, ma soprattutto perchè lì a operare e dirigere il reparto è Edward B. uno studioso, con grande esperienza nel campo, che ha ideato innovazioni in merito e sembra davvero di mentalità aperta. Gli articoli scientifici di solito riportano l'indirizzo e-mail degli autori. Leonard trova l'indirizzo di Edward B. in una delle sue pubblicazioni, gli scrive, gli espone il caso e gli chiede se può fare a Helen il trattamento combinato con EMR e PDT. Edward B. risponde prontamente e accetta: a suo avviso l'idea di Leonard è buona e vale la pena tentare.

Il centro scelto da Leonard è lontano e per arrivarci occorre un lungo viaggio in aereo. Helen e Leonard hanno viaggiato poco nella vita, specie in aereo. Affrontano l'esperienza con interesse e un pizzico di soddisfazione, come se la malattia facesse loro un regalo, il regalo della novità, che va a mitigare tutta l'ansia e l'incertezza della cura.

C'è da lavorare per organizzare il viaggio, cercare su Internet un albergo comodo, prenotare. La clinica è accogliente e diversa da altre che Helen e Leonard conoscono. Il trattamento è ambulatoriale, non occorre il ricovero. Così nei giorni della preparazione Helen e Leonard possono andare in giro a fare i turisti. Soprattutto però osservano com'è organizzata quella grande e famosa clinica, guardano e studiano, come sono abituati a fare ogni volta che vedono un pezzo di mondo.

Il trattamento funziona. A distanza di un mese la gastroscopia mostra che lo stomaco è tornato normale. Non c'è più traccia della malattia, che sembrava divenuta così aggressiva e difficile da gestire. Adesso la scelta di evitare chemioterapia e asportazione dello stomaco appare indovinata. Helen e Leonard sono soddisfatti. Leonard tira un sospiro di sollievo: contro il parere di Stephen T. ha pensato una strategia insolita e coraggiosa e, per ora almeno, è andata bene.

Un malinteso incoraggiante

Quando Helen prende l'appuntamento per il trattamento con EMR e PDT accade un fatto che diverte Helen e Leonard e li rassicura, li spinge ad andare avanti fiduciosi lungo la via intrapresa. In quella clinica un paziente nuovo per prendere un appuntamento deve come prima cosa inviare una relazione del medico che l'ha in cura al centro prenotazioni, che poi lo indirizza al reparto specializzato. Così, dopo aver preso accordi con Edward B., Leonard prepara un resoconto clinico dettagliato, che Helen manda al centro prenotazioni.

Inaspettatamente arriva una risposta dell'oncologia, non della gastroenterologia, dove opera Edward B. e dove Helen deve andare per il trattamento. L'oncologia sconsiglia di intraprendere un viaggio per andarsi a curare lì, dato che Helen è curata molto bene da chi la segue dove abita."Noi – scrive l'oncologo che firma la risposta – non potremmo fare di meglio".

Che cosa è accaduto? Per errore la relazione di Leonard è stata mandata all'oncologia, invece che alla gastroenterologia. Sempre per errore gli oncologi che l'hanno letta hanno pensato che Helen volesse andare lì per farsi seguire da loro nella cura del cancro, non semplicemente per fare EMR e PDT in gastroenterologia.

Forse a favorire l'errore è stata proprio la relazione clinica scritta da Leonard, così dettagliata, che raccontava la storia della malattia dall'inizio, con tutti i ragionamenti clinici, i dubbi e le scelte, audaci e vincenti. Leonard conclude la relazione avanzando l'ipotesi di un trattamento locale con EMR e PDT e la richiesta di eseguire il trattamento lì. Evidentemente però quelli che hanno letto la relazione sono stati attratti dai discorsi precedenti e si sono concentrati su questi, tralasciando il punto finale, quello che riguardava loro.

Niente più che un malinteso presto risolto non appena Leonard racconta quel che è successo a Edward B. Per Helen e Leonard questo malinteso è comunque importante. Senza volerlo hanno chiesto una *remote second opinion* a un reparto di cura del cancro di una clinica prestigiosa e si sono sentiti dire: "Noi non potremmo fare di meglio".

Il prezzo della fotodinamica

Durante la procedura va tutto bene. In una accogliente stanza di ospedale Helen fa la sua flebo di Photofrin, il farmaco per la fotodinamica, assistita da una brava infermiera e con Leonard accanto. Finita la flebo torna in albergo e due giorni dopo si sottopone a EMR e PDT. In realtà non si accorge quasi di nulla, perchè è sedata e per lei è come fare un'oretta di sonno profondo. A vivere come sempre momenti di impegno e preoccupazione è Leonard, che prima e dopo della procedura si consulta e fa ragionamenti clinici con Edward B.

Trascorso un giorno però Helen comincia a star male: ha dolori allo stomaco, ha nausea e, se solo prova a bere, vomita. Leonard cerca di aiutarla con farmaci contro il vomito e il dolore. Per evitare che si disidrati, dato che non riesce a bere, Leonard le infonde liquidi in vena. Quando arriva il giorno della partenza Helen sta meglio e può affrontare il viaggio in aereo.

Il disagio maggiore è dovuto al problema della luce. Dopo la fotodinamica bisogna evitare di esporsi alla luce per almeno un mese e a volte più. Il farmaco fotosensibile resta nel corpo per un lungo periodo. Pelle e occhi, se esposti al sole o altre luci, in pochi minuti possono infiammarsi o ustionarsi. Perciò dopo la fotodinamica bisogna stare al riparo dal sole e prendere precauzioni.

Helen e Leonard si sono ben organizzati. Hanno acquistato su Internet degli occhiali di alta quota con elevato livello di protezione dai raggi del sole. In una boutique hanno trovato eleganti guanti e uno stupendo cappello a falde larghe, che assieme a uno scialle di seta può coprire perfettamente il viso. Per il resto vanno bene pantaloni e camicia con maniche lunghe. Vestita così Helen ha qualcosa che sicuramente incuriosisce ed è a suo modo affascinante. Lo sa e si comporta di conseguenza, si diverte a recitare quella parte, quando ne ha l'occasione.

Dopo il trattamento Helen e Leonard si danno appuntamento con i figli e le nuore a Roma, la città eterna, per una breve vacanza. È settembre e certi angoli sono davvero stupendi. Helen e Leonard passeggiano con figli e nuore, gustano ristoranti, monumenti e musei. In alcuni momenti sembra che l'abbigliamento di Helen sia niente più che un tocco di eleganza. La malattia è dimenticata.

Vivere così però è faticoso. Bisogna sempre stare attenti: non sono ammesse distrazioni, scoprirsi inavvertitamente è pericoloso. E poi è bene tener giù le serrande per non fare entrare il sole e assicurarsi sempre, ovunque si va, che le lampadine siano LED, non di tipo tradizionale.

La malattia ricompare e Leonard capisce che bisogna cambiare paradigma

Grazie alla combinazione di EMR e PDT lo stomaco è tornato normale, la PET è di nuovo negativa e i marcatori sono a posto. Dopo qualche mese però, andando a fare una gastroscopia di controllo, ecco che si vede un nodulo, una masserella di tumore spuntata proprio nell'area che è stata da poco trattata.

Quando Leonard gli scrive una e-mail per aggiornarlo, Edward B. risponde dispiaciuto: "Speravo che il trattamento funzionasse meglio". Dato che si tratta di un solo nodulo, oltre tutto di piccole dimensioni, Helen e Leonard decidono di farlo togliere con l'EMR in una clinica vicino casa. Rinunciano alla PDT per evitare un lungo viaggio. Rinunciano anche perché è passato poco tempo dal trattamento precedente. Il Photofrin, il farmaco per la fotodinamica, viene smaltito lentamente dall'organismo. Perciò, se si ripetono trattamenti a breve distanza, il farmaco si accumula nel corpo, per cui ci sono più rischi legati all'esposizione alla luce e più problemi da gestire.

I risultati però sono deludenti e Helen e Leonard si pentono di essere stati troppo pigri e ottimisti. L'EMR lascia abitualmente una cicatrice che ha bisogno di un po' di tempo per rimarginarsi. Nel caso di Helen la cicatrice viene invasa dalle cellule del tumore e diventa un'ulcera neoplastica. Non è un bel risultato, perché le ulcere neoplastiche tendono a non guarire e possono scavare in profondità, penetrando nella parete dello stomaco. Un fallimento, ma un fallimento utile, che aiuta Leonard ad afferrare il nocciolo del problema.

Evidentemente è sbagliato pensare di eliminare una volta per tutte la malattia dallo stomaco, di eradicarla. La cosa giusta da fare è continuare a trattarla periodicamente. Bisogna partire dall'idea che le cellule del tumore sono presenti nella mucosa dello stomaco e che le lesioni continueranno a spuntare. Non bisogna farsi illusioni a riguardo. L'importante non è eliminare la malattia una volta per tutte, ma insistere sistematicamente nei trattamenti così da eliminarla ogni volta che spunta.

Del resto a ben guardare il risultato finale è lo stesso. Se puliamo sistematicamente ogni lesione che spunta, quasi certamente la malattia non progredirà, non aumenterà nello stomaco e non si diffonderà altrove. Helen starà bene, come se avessimo eradicato la malattia. Non è questo che vogliamo? L'unica vera differenza è che, se non riusciamo a eradicarla, Helen deve continuare a sottoporsi a trattamenti, ma è un prezzo ragionevole, se si tratta di trattamenti ben tollerati, che non danno fastidi o quasi.

Leonard ha scoperto un nuovo modo di intendere i trattamenti locali, un nuovo paradigma. Comprende quanto questo sia distante dal paradigma tradizionale riflettendo sulle parole che gli ha scritto Edward B.: "speravo che il trattamento funzionasse meglio". Perché essere così delusi? In fondo la terapia aveva funzionato bene. Per alcuni mesi tutto era rimasto tranquillo. Il punto è accettare l'idea che nessuna terapia è per sempre. A pensarci bene, le parole di Edward B. gli sembrano ora legate più che altro al senso di frustrazione che può provare uno che si è impegnato a fare un ottimo lavoro e resta deluso dai risultati: parole espressione di disagio psicologico più che frutto di una fredda e oggettiva valutazione clinica.

La crioterapia: una risorsa per resistere nel tempo

La fotodinamica non è adatta per ciò che Leonard ha in mente, soprattutto perché non può essere ripetuta tranquillamente al ritmo che si vuole. Il Photofrin, se iniettato ripetutamente a breve distanza, tende ad accumularsi, per cui l'organismo diventa sempre più sensibile alla luce. Si potrebbero usare altri farmaci, che si smaltiscono prima, ma sembrano meno efficaci e meno facili da reperire. C'è poi un fatto fondamentale: a Helen la fotodinamica ha provocato sofferenze e disagi, che rischierebbero di farla vivere male, se dovessero ripetersi in continuazione.

Leonard si mette a cercare un trattamento adatto, che si possa praticare con sicurezza nello stomaco e che si possa ripetere anche spesso senza problemi. Si orienta verso la crioterapia, detta anche criochirurgia o crioablazione. È un modo di distruggere le cellule del cancro che risale all'Ottocento, ancora più indietro della fotodinamica. Il medico inglese James Arnott aveva provato a usare il freddo per curare cancri della mammella, dell'utero o della pelle, servendosi di miscele di sale e ghiaccio tritato. A partire poi dalla seconda metà del Novecento sono state sviluppate tecniche sempre più avanzate, per trattare il cancro della prostata, dell'esofago, del fegato, della pelle, della mammella e altre patologie.

Nell'esofago la crioterapia si fa infilando un tubo in scopìa e spruzzando poi, con un apposito macchinario, il liquido nitrogeno sul tumore, che viene congelato a circa -200° Celsius. La crioterapia è poco usata nei tumori dello stomaco, ma congelare un tumore nello stomaco è più facile e più sicuro che farlo nell'esofago. Perciò non c'è ragione di non provare a usare la crioterapia nel caso di Helen.

Non c'è neppure motivo di pensare che per qualche strana ragione non funzioni. Il congelamento a quelle temperature così basse in un primo tempo secca le cellule del tumore e poi le fa scoppiare. Dopo qualche ora le arterie che portano il sangue al tumore si chiudono e il mancato afflusso di sangue finisce per danneggiare ulteriormente le cellule neoplastiche. Alcuni fatti noti sono attraenti: il congelamento lascia intatta l'impalcatura dei tessuti, la riparazione è rapida e buona e forse c'è un effetto vaccinazione, perché i detriti delle cellule neoplastiche stimolano il sistema immunitario.

Ciò che convince Leonard è scoprire che le crioablazioni sono generalmente ben tollerate. Nell'esofago non danno seri problemi e danno al più lievi disturbi, per cui c'è da aspettarsi che nello stomaco siano ancora più sicure e che diano disturbi ancora più lievi o non ne diano affatto.

Il gioco di metronomica e crioterapia

Ragionando sulle terapie che Helen sta facendo e mettendo assieme conoscenze scientifiche diverse, Leonard si convince ancora di più che occorrono trattamenti ripetuti di crioablazione. Helen continua a fare la sua terapia metronomica con l'UFT. Leonard a un certo punto si rende conto che combinare la metronomica con i trattamenti ripetuti può essere una mossa vincente.

Le cellule del cancro presenti nello stomaco possono trovarsi in tre fasi diverse. Molte cellule sono isolate e dormienti o formano piccole masse, di un millimetro o meno. Queste cellule dovrebbero essere tenute a freno dalla metronomica e crescere molto lentamente. La metronomica infatti agisce attraverso meccanismi (il blocco dell'angiogenesi, cioè della produzione di nuovi vasi, il potenziamento dell'immunosorveglianza, cioè del lavoro di vigilanza del sistema immunitario) che funzionano finché le cellule sono isolate, dormienti, radunate in piccoli nuclei.

Quando cominciano a formare masse più grandi di uno o due millimetri, le cellule del cancro sono sfuggite al controllo della metronomica. Ormai sono in grado di produrre i vasi di cui hanno bisogno e di eludere l'azione del sistema immunitario. In questa fase si riproducono molto più rapidamente e sempre più rapidamente: la crescita da lenta diviene esponenziale. È come se si fossero sganciate dal controllo delle difese dell'organismo e della terapia. Non è detto però che si vedano già chiaramente con la gastroscopia o con la PET. Solo quando avranno formato masse abbastanza grandi diventeranno visibili.

Ecco tutto il valore della combinazione di metronomica e trattamenti ripetuti di crioterapia. Finché le cellule sono sotto il controllo della metronomica, ci pensa questa a tenerle a bada.

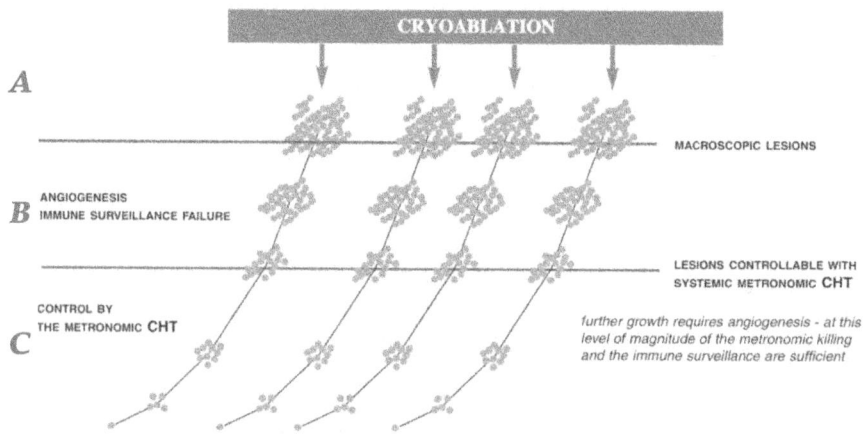

Modello della combinazione di metronomica e crioterapia

Nella fascia C ci sono le cellule tenute sotto controllo dalla metronomica. Nella B troviamo le cellule che sono sfuggite al controllo della metronomica, crescono rapidamente, ma non sono ancora arrivate a formare masse visibili. Quelle ormai aggregate a formare masse visibili sono rappresentate nella fascia A. Quando si fa la crioterapia sono queste le cellule che si vedono e che vengono trattate.

Quando si sono sganciate e hanno formato masse abbastanza grandi, interveniamo a distruggerle con le crioterapie ripetute. Di mezzo c'è uno strato che sopravvive indisturbato, ma è fatto di cellule che, proprio perché crescono rapidamente, presto verranno in dividuate e distrutte. Sarebbe assurdo affidarsi solo alla metronomica, come pure rinunciare a ripetere i trattamenti in continuazione. Vorrebbe dire dare via libera al cancro.

Leonard elabora un modello per rappresentare graficamente i suoi ragionamenti sulla combinazione delle due terapie. Helen, brava al computer e con la grafica, lo aiuta a tradurre il modello in uno schema, fatto di immagini e testi. Non è tempo perso, perché i due così trovano il modo di divertirsi mentre lottano contro il cancro e perché le idee, messe negli schemi, diventano più chiare.

Anni di pacifica guerra

L'idea di andare avanti con la metronomica e fare trattamenti ripetuti di crioterapia nello stomaco funziona. Helen fa i trattamenti ogni due o tre mesi. Ogni volta nello stomaco qualche lesione tumorale si vede, ma la malattia resta stabile ed è sempre nella stesa zona. Di volta in volta Leonard e Edward B. decidono dopo quanto tempo fare il trattamento successivo a seconda della situazione, ora anticipando, ora posticipando di una quindicina di giorni.

Helen tollera perfettamente la crioterapia. Non le dà nessun disturbo, come se non la facesse. Nelle ventiquattr'ore dopo il trattamento osserva una dieta liquida, di succhi di frutta, latte e gelati, che si sciolgono subito in bocca. Lo fa per attenersi prudentemente alle prescrizioni e in fondo non le dispiace. Nel complesso sta proprio bene.

Helen e Leonard sono in guerra col cancro, sempre presente nello stomaco, tant'è che si vede a ogni appuntamento. Questa guerra però è tranquilla, mite. L'unico lato duro è la preoccupazione che la malattia improvvisamente possa risvegliarsi, diventare aggressiva e sfuggire al controllo, magari presentandosi altrove, in un'altra parte del corpo. I viaggi, le pratiche amministrative, le procedure del trattamento, le diete dopo sono tutte cose cui Helen e Leonard si abituano, che entrano a far parte del quotidiano, della routine della loro vita.

Ora vivono così e non è poi male. Dove Helen fa i trattamenti diventano di casa. In clinica medici, infermieri e amministrativi salutano mrs. Bee come una vecchia conoscenza. Lo stesso accade in albergo col personale della reception, delle pulizie, del ristorante, dove ormai conoscono cibi e bevande preferite e sanno che dopo la procedura Helen mangia gelati. Così passano gli anni e le crioablazioni si contano a decine.

Leonard risolve i dubbi di Edward B. e dei suoi colleghi

Edward B. ha accettato volentieri di fare crioablazioni ripetute. Col passar del tempo però comincia a manifestare qualche perplessità. Una volta chiede a Leonard: "Quando pensi di rifare la chemioterapia?". Poi, come a giustificarsi, aggiunge: "Qui i miei colleghi me lo chiedono". Evidentemente in clinica discutono di quel caso strano di cancro mammario metastatico, che tira avanti anni a forza di crioterapie ripetute, mentre la regola è curare il cancro metastatico con le chemioterapie.

Sul momento Leonard si limita a rispondere che Helen fa una chemioterapia metronomica e che non vede la necessità di una chemioterapia tradizionale, dato che la malattia è confinata in un punto dello stomaco facilmente raggiungibile coi trattamenti locali. Tuttavia negli scambi che hanno a voce e per e-mail Leonard si accorge che Edward B. continua a nutrire qualche dubbio. Ogni tanto torna a parlare di chemioterapia e soprattutto sembra preoccupato del fatto che ogni volta, a ogni trattamento di crioterapia, il tumore è ancora lì, presente nello stomaco, ora un po' più piccolo, ora un po' più grande. Sembra faccia fatica ad accettare l'idea che la crioterapia funziona, anche se non elimina definitivamente il tumore, ma si limita a mantenerlo stabile, sempre lì e all'incirca uguale.

Perciò Leonard decide di esplicitare la logica dei trattamenti ripetuti e scrive a Edward B. un'e-mail, in cui mette in chiaro i punti fondamentali, in modo incisivo e senza mezzi termini.

Caro Edward,

penso che il trattamento fatto fin qui sia davvero di successo. Certamente più efficace della chemioterapia. Noi sappiamo bene che anni fa, quando abbiamo visto la progressione nello stomaco, una chemioterapia standard aveva una probabilità di risposta del 30-60%, cioè dal 40 al 70% di probabilità di fallire, una o due su tre che la malattia andasse avanti nonostante la chemio. Sappiamo anche che, dopo la risposta a una chemioterapia, quasi certamente la malattia progredisce di nuovo entro un anno. Quante chemioterapie avremmo fatto fino ad ora? Avrebbero funzionato? E come sarebbe stata mia moglie in tutto questo tempo? Così bene come è stata e sta?

Sono convinto che la strategia di ripetere le crioablazioni e continuare con una metronomica leggera, puntando a tenere la malattia sotto controllo, sia vincente. Anche se in teoria possiamo pensare di eradicare la malattia nello stomaco, sembra più ragionevole darsi più modestamente l'obiettivo di evitare una progressione locale difficile da trattare e ridurre la probabilità di ripetizioni in altre sedi.

Gli obiettivi della cura del cancro metastatico sono prolungare la vita e mantenere una buona qualità di vita. Stiamo ottenendo entrambi. Certo, se vedessimo sparire definitivamente la malattia nello stomaco, saremmo contenti e festeggeremmo la vittoria. Tuttavia, se questo non accade, se la malattia resta lì, ma mia moglie continua a vivere una vita normale, la cura è perfetta. Noi medici tendiamo a considerare il cancro come una malattia acuta, ma è cronica.

Sarei davvero felice di vedere mia moglie sottoporsi ancora a un gran numero di crioablazioni in queste ottime condizioni. Ogni volta che veniamo da te con Helen ci scambiamo l'augurio: "Cento di questi trattamenti".

Stai facendo un ottimo lavoro. Ti sono davvero grato dell'aiuto che mi dai nella cura di mia moglie.
Un caro saluto
Leonard

Questa volta Edward B. si toglie ogni dubbio sulla bontà della cura. Risponde all'e-mail con un semplice "Grazie Leonard" e da quel momento in poi va avanti sicuro a pulire lo stomaco con la crioterapia. Alla prima occasione Leonard gli mostra il modello che ha elaborato assieme a Helen e Edward B. lo esamina con interesse. Forse anche i suoi colleghi hanno qualche ripensamento, visto che quello di Helen viene dichiarato ufficialmente un caso di ricerca, un caso da studiare per aprire piste nuove interessanti.

Dopo anni di pacifica guerra i marcatori interrompono la routine

Grazie ai trattamenti ripetuti con la crioterapia, i marcatori si mantengono normali e la PET è negativa: anche se alla gastroscopia ogni volta si vedono piccole lesioni da trattare, la PET non mostra nulla nello stomaco. A un certo punto però due marcatori, il CEA e il CA 72-4, appaiono irrequieti: per un paio di volte si alzano e poi riscendono. Tende a stare sopra il livello normale anche l'HER-2 sierico, un marcatore che a quei valori indica in genere un'azione di enzimi che favoriscono l'invasione dei tessuti circostanti da parte delle cellule neoplastiche.

Leonard si preoccupa e, convinto com'è che si debba agire d'anticipo, comincia a chiedersi che cosa stia accadendo e che cosa può fare per rimediare. Riflette sull'ipotesi di cambiare la terapia ormonale, per il semplice fatto che Helen da parecchi anni assume lo stesso farmaco, il tamoxifene e che le resistenze alla terapia ormonale a lungo andare sono assai probabili.

Leonard si consulta con Stephen T., che ribadisce la regola dell'approccio standard: si cambia terapia ormonale solo in presenza di una chiara progressione. Qui abbiamo solo un certo movimento di marcatori, per cui tutto quel che c'è da fare è aspettare. Leonard sul momento accetta il consiglio di stare a guardare senza precipitare. Esprime comunque le sue perplessità sull'approccio standard. Quando abbiamo certi segnali, l'ideale è cercare di capire che cosa sta accadendo e intervenire in anticipo, aggiustando la terapia con piccole mosse, senza sconvolgimenti. D'altra parte nel caso di Helen il problema di definire la progressione è imbarazzante: da un lato siamo in progressione da anni, da quando la malattia è ricomparsa nello stomaco, dall'altro non siamo in progressione, visto che teniamo a bada la malattia nello stomaco.

Anche se si è lasciato convincere ad aspettare, Leonard sa bene che occorre stare in guardia e aspettarsi di dover intervenire da un momento all'altro. L'allarme suona e la routine della guerra pacifica per ora è finita.

Helen e Leonard rifiutano ancora una volta la chemioterapia

Dopo circa quattro mesi CEA e CA 72-4 s'impennano. Fortunatamente la PET non mostra segni di malattia altrove. Tuttavia la fa vedere nello stomaco, dopo tanti anni che qui non dava segni.

Leonard informa Stephen T., che sulle prime dice soltanto che forse è arrivata l'ora di agire. Il giorno dopo, dall'areoporto, in partenza per un congresso, manda a Leonard un sms: "Senti, non vorrei essere pessimista, ma ho l'impressione che la malattia sia diventata aggressiva. Rifarei la chemioterapia. Sono passati tanti anni. Possiamo essere soddisfatti. In fondo è pur sempre un cancro della mammella e ha risposto bene al docetaxel. Dopo, nel caso, possiamo pensare a cambiare la terapia ormonale".

Helen e Leonard si confrontano e decidono anche questa volta di lasciar perdere la chemioterapia. In fondo che motivo c'é? La malattia è ancora presente solo nello stomaco, dove la crioterapia periodicamente fa pulizia. Helen dice: "Se spazzi tutti i giorni,

L'impennata dei marcatori

Leonard riportava i dati dei marcatori in appositi grafici. Guardando il grafico si vede subito l'ascesa del CA 72-4 e del CEA. Poco tempo dopo l'inizio della nuova terapia ormonale questi marcatori scendono.

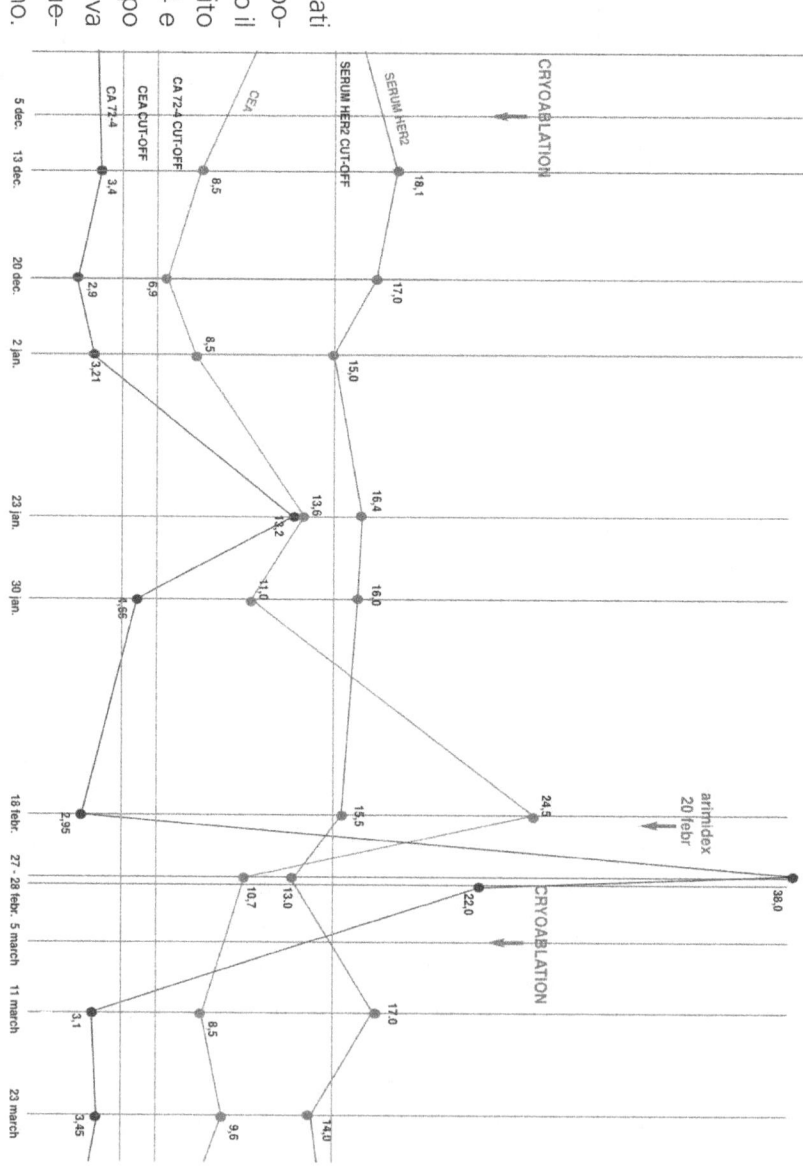

la casa resta pulita". Probabilmente è vero che il cancro è diventato più aggressivo, ma questo dice solo che bisogna essere più guardinghi e cercare di inventare il modo di farlo rientrare nei ranghi, di fargli abbassare la testa.

La scoperta che lo stomaco produce estrogeni

Leonard ha domande che gli frullano in testa: come mai il cancro, dopo la chemioterapia iniziale, è riapparso proprio nello stomaco? come mai resiste proprio in quel preciso punto dello stomaco? che cosa è cambiato recentemente, che cosa ha reso il cancro più aggressivo e ha fatto alzare i marcatori? Si mette a studiare e, come di solito accade con lo studio intenso, di domanda in domanda, di risposta in risposta, arriva a scoprire qualcosa che non avrebbe mai sospettato.

Nella mucosa gastrica ci sono cellule, le cellule parietali, che producono estrogeni, gli ormoni femminili che stimolano il cancro mammario e che l'ormonoterapia cerca di contrastare. Lo hanno dimostrato chiaramente alcune ricerche giapponesi, che hanno messo in evidenza anche altri fatti interessanti nel caso di Helen. La parte dello stomaco dove c'è la maggiore produzione di estrogeni è proprio quella dove il cancro di Helen alligna, continua a sopravvivere nonostante i trattamenti. Le cellule parietali dello stomaco producono gli estrogeni grazie all'aromatasi, un enzima che trasforma gli ormoni maschili in femminili, e grazie al fatto che sono in grado di fabbricare da sé gli ormoni maschili. Gli estrogeni a cascata possono provocare la sintesi di altri ormoni (la grelina e la leptina), che pure favoriscono il cancro. La quantità di estrogeni prodotta nello stomaco è alta e aumenta se c'è infiammazione.

Queste ed altre informazioni consentono a Leonard di farsi un'idea di ciò che forse sta accadendo. Per schematizzare l'intricata faccenda elabora un complicato modello. In quel punto dello stomaco deve essere aumentata la produzione di estrogeni. La causa può essere stata l'infiammazione provocata dagli stessi trattamenti. In un ambiente molto ricco di estrogeni il tamoxifene difficilmente riesce a funzionare, perché non riesce a impedire che gli estrogeni stimolino le cellule del cancro.

A questo punto per Leonard è ovvio qual è il tentativo da fare: sostituire il tamoxifene con un inibitore dell'aromatasi, un AI, un

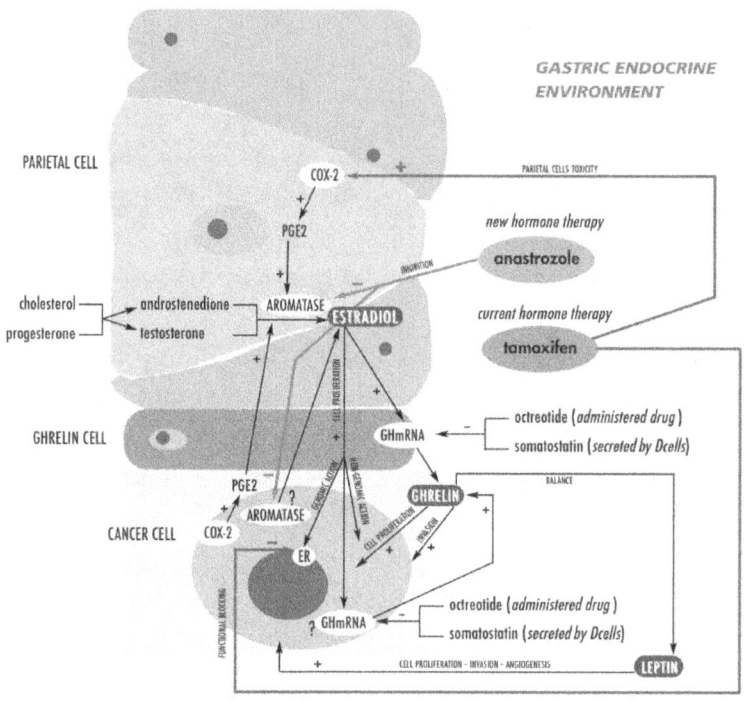

Il modello di ambiente gastrico elaborato da Leonard

Le cellule parietali dello stomaco producono abbondantemente estrogeni via aromatasi. Lo fanno a partire da androgeni che sono in grado di produrre per conto proprio, senza bisogno di usare quelli che arrivano dal sangue. Gli estrogeni stimolano le cellule neoplastiche e favoriscono la produzione di grelina e leptina, che a loro volta stimolano il tumore. L'infiammazione favorisce tutto questo e il tamoxifene può irritare e contribuire a scatenare il processo. L'anastrozolo, essendo un inibitore dell'aromatasi, può forse ridurre gli estrogeni nell'ambiente gastrico e frenare la crescita del tumore.

altro farmaco ormonale che agisce bloccando l'enzima che produce estrogeni nelle cellule dello stomaco. Ci sono vari inibitori dell'aromatasi, tra i quali Leonard per una serie di ragioni sceglie l'anastrozolo.

La nuova terapia ormonale ripristina la routine

Helen comincia a prendere il nuovo farmaco e dopo una ventina di giorni i marcatori scendono. Il risultato è impressionante. Stephen T. commenta: "Ottimo. Confesso che mi ero spaventato". Edward B. trova straordinarie le informazioni sugli estrogeni nello stomaco che Leonard ha trovato in letteratura. Dice che, nonostante sia tutto logico, è meravigliato di una risposta così brillante a un cambiamento così banale.

Tutto sommato Leonard è il meno sorpreso di tutti. Non era sicuro del suo modello, ma, se le cose stavano davvero come nel modello, il cambiamento doveva essere per forza drastico e rapido. Ne parla con Francis F., un medico amico, di lunga esperienza e larghe vedute, col quale spesso si confronta. Anche Francis trova ovvia la risposta. Insieme si interrogano sulla regola di cambiare terapia ormonale solo in caso di progressione. La trovano una regola che mortifica l'intelligenza del clinico: perché non dovrei cambiare terapia, se ho segni evidenti che la malattia sta cambiando e riesco anche a capire come verosimilmente cambia? Si può capire la prudenza, ma con queste malattie forse serve anche il coraggio.

Complimenti che turbano

Un giorno Leonard si trova, per altre ragioni, nello studio del parente patologo, quello che inizialmente li ha indirizzati da Stephen T. A un certo punto si sente fare una confessione che non si aspettava: "Ho grande stima di te". "Perché?" chiede Leonard. Allora il parente tira fuori delle statistiche che gli sono appena arrivate. "Guarda – dice – la sopravvivenza del cancro mammario metastatico ancora oggi non è tanto lunga. Nelle forme come quella di Helen poi, quando l'interessamento è viscerale, è davvero breve. Stai facendo un'opera straordinaria".

Stephen T., dopo il successo del cambiamento di terapia ormonale, si sbilancia nei confornti di Leonard: "Per quanto atipica, la tua terapia è un successo. Questo è un tuo grande merito".

Leonard non è molto contento dei complimenti, dentro di sé avverte come un senso di fastidio. Stenta a capire quale significato possano avere le statistiche sul mammario metastatico. Tutto il suo lavoro è teso a far vivere e far star bene Helen, senza riguardo per le statistiche. Ne parla con Helen, che subito commenta intelligentemente: "Le cure fanno parte della nostra vita e noi non viviamo nelle statistiche, piuttosto sono le statistiche che rispecchiano le nostre vite".

I complimenti danno fastidio a Leonard anche perché lo tentano, come farebbe un demonio. Lo inducono a pensare di essere bravo e ad adagiarsi nella coscienza della sua bravura, mentre invece c'è da lottare sempre e si è sempre deboli di fronte al cancro.

I complimenti lo tentano e lo fanno sentire solo. Gli hanno messo un'etichetta quella di genio, che fa cose strane, ma ben fatte. Se i colleghi lo considerano così, come potrà confrontarsi con loro? Dovrà fare tutto da solo, avventurarsi nella cura di Helen come l'esploratore di terre inesplorate. Eppure gli piacerebbe avere compagni d'avventura, pronti a ragionare e discutere con lui di cose al limite delle nostre conoscenze e delle nostre possibilità.

A dire il vero non è però del tutto solo. Con lui è pronta a discutere Helen, lo fa abitualmente Edward B., lo fa anche Francis F., che a volte si fa prendere dal fascino dell'avventura, e a volte lo fanno altri amici medici. Del resto anche il parente patologo e Stephen T. non lo hanno etichettato per sempre e con loro c'è ancora spazio per dialogare nell'avventura della cura del cancro.

"Venga lei, non faccia scomodare il paziente"

I complimenti turbano. È pur vero però che c'è da essere soddisfatti dei risultati ottenuti: Helen è ancora viva e soprattutto sta magnificamente bene. Spesso capita che persone che sanno della sua malattia, specie se medici o operatori sanitari, si soffermano a scrutarla, meravigliati del suo aspetto di persona in salute. Francis F. dice che in realtà quelle che fa sono cure di bellezza e per ringiovanire.

Un giorno nel centro PET dove si recano abitualmente capita un episodio divertente. Leonard va verso lo sportello per sbrigare le pratiche di accettazione, mentre Helen resta seduta nella sala d'aspetto. L'infermiera si rivolge ad Helen e con tono di rimprovero le dice: "Venga lei, non faccia scomodare il paziente". Evidentemente per lei è Leonard ad avere l'aspetto del malato di cancro, non certo Helen.

All'improvviso un nuovo allarme: il tumore forse si spinge in profondità

Un giorno di fine estate Helen ha appuntamento per fare una crioterapia. Il reparto è quasi vuoto: è una dei pochi pazienti che ci sono. Edward B. torna da un congresso all'estero e ha appena fatto un lungo viaggio. Chiede a Leonard se pensa sia utile fare una EUS, l'esame con eco che permette di guardare in profondità, analizzando lo spessore della parete dello stomaco e dando un'occhiata intorno allo stomaco. Lo chiede perché ormai sono parecchie volte che fa questo esame e non ha notato mai nulla di importante. Leonard pensa che in un cancro il monitoraggio debba essere sempre molto attento, anche quando sembra che tutto vada bene. Perciò dice di sì.

Con sorpresa Edward B. si accorge che all'esame eco c'è un ispessimento della muscolare propria, lo strato profondo di muscolatura che avvolge lo stomaco. Potrebbe essere dovuto al fatto che il tumore si è spinto in profondità, arrivando fin lì. Sarebbe strano, perché i marcatori sono a posto e alla PET, fatta appena prima non si notava niente di particolare. Comunque è possibile e quel che Edward B. ha visto va preso sul serio.

Leonard, una volta rientrato a casa, si mette ad analizzare il problema. Si è fatto dare da Edward B. le immagini delle EUS precedenti. Le esamina con scrupolo e scopre che l'ispessimento notato adesso in realtà era presente da parecchi mesi. Per qualche ragione era sfuggito.

Leonard va poi a riprendersi i CD delle PET che Helen ha fatto. Assieme alle PET si fanno di regola esami TAC, che si usano per localizzare le lesioni visualizzate con la PET. La TAC permette di studiare bene la parete dello stomaco. Così rivedendo le TAC Leonard scopre che un ispessimento della parete dello stomaco, lì dove Edward B. l'ha visto, c'era da tempo.

Tutto questo fa pensare che non si tratti di una crescita del tumore in profondità. L'ispessimento c'è da parecchio tempo. Se davvero fosse dovuto al tumore, a quest'ora la malattia si sarebbe diffusa. La crioterapia infatti non arriva abbastanza in profondità e, lasciato lì per tanto tempo, il cancro sarebbe cresciuto e magari sarebbe andato altrove. È più credibile che l'ispessimento sia dovuto a irritazione, prodotta dai trattamenti stessi. Tuttavia non si può essere certi.

Si riaffaccia l'ipotesi della chirurgia

Preoccupati per il rischio che il tumore si spinga in profondità, Leonard e Edward B. trovano attraente l'idea di togliere quel pezzo di stomaco dove c'è il tumore. Edward B. pensa a una full–tickness resection, un intervento minimamente invasivo che si fa in endoscopia. Leonard trova più ragionevole una wedge resection, un intervento un po' più esteso, che si fa in laparoscopia e che risulta particolarmente agevole se ci si avvale di un robot.

Dopo averci riflettuto, Helen e Leonard ancora una volta scartano l'idea della chirurgia. È vero che questa volta si tratterebbe di togliere solo un pezzetto di stomaco e non ci sarebbero fastidi dopo. Tuttavia resta un grosso problema. Cellule del cancro quasi sicuramente sono sparse nella mucosa dello stomaco. L'intervento creerebbe una cicatrice, in cui queste cellule facilmente si infilerebbero. Dato che la cicatrice attraversa tutto lo spessore dello stomaco, le cellule che vi penetrano possono portare la malattia fuori, dove può diffondersi dentro l'addome come all'inizio. Così richiamo di portare il tumore fuori dello stomaco, dove non vogliamo che vada, proprio noi, aprendo un varco col nostro intervento.

Siccome c'è questo rischio, bisognerebbe fare dopo l'intervento una chemioterapia adiuvante, tesa a uccidere le cellule rimaste e a impedire che penetrino nella cicatrice. Ci sarebbe da sopportare i disagi della chemioterapia e correre i rischi che questa comporta. Non è detto poi che la chemioterapia adiuvante faccia quello che ci si aspetta, cioè che impedisca la diffusione attraverso il varco aperto dalla chirurgia. Ogni chemioterapia infatti ha una sua probabilità limitata di successo, ragion per cui è una buona arma, ma come arma della disperazione. Helen e Leonard tutto sommato non pensano di essere alla disperazione, vedono ancora spazio per gestire la malattia in relativa tranquillità.

Due strategie nuove per cercare di rimediare: chemioterapia intratumorale e crioterapie ravvicinate

Scartata l'ipotesi di intervenire chirurgicamente, resta il problema di che cosa fare. Il dubbio che il tumore si stia spingendo in profondità c'è. Certo ci si può convincere che questo non sia vero: Leonard del resto ha trovato buone ragioni per pensare che Edward B. si sia sbagliato. Tuttavia, quando si ha a che fare col cancro, generalmente conviene prendere per buona l'ipotesi peggiore ed evitare di illudersi. Helen e Leonard lo sanno bene.

Leonard pensa di far fare a Helen, tra un trattamento di crioterapia e l'altro, delle iniezioni di chemioterapico dentro il tumore. Le esperienze di chemioterapia intratumorale sono poche, ma interessanti. Iniettando il chemioterapico direttamente dentro il tumore si possono raggiungere concentrazioni molto alte nelle cellule del cancro. Anche se queste alte concentrazioni persistono per un breve periodo, l'effetto di picco che si viene a creare può essere davvero significativo: le cellule del cancro con quelle alte concentrazioni di chemioterapico a volte muoiono nel giro di pochi minuti. Fatto importante, dentro il tumore è possibile raggiungere concentrazioni sufficienti a uccidere le cellule del cancro senza provocare danni significativi a livello generale.

Leonard è incuriosito da uno studio indiano, in cui bambini poveri vengono trattati con iniezioni intratumorali per risparmiare e poi si scopre che sono vissuti meglio e più a lungo di quelli curati con le più costose chemioterapie standard. Nel caso di Helen iniettare il chemioterapico dentro il tumore può servire a uccidere cellule neoplastiche che si trovano troppo in profondità per essere uccise con la crioterapia. Questa infatti arriva al più a 5-6 millimetri di profondità. Se il tumore si è spinto oltre, ci sono cellule che la crioterapia non colpisce e che il chemioterapico iniettato lì può uccidere.

Dopo aver vagliato le varie possibilità, Leonard si orienta verso il methotrexate (MTX), un chemioterapico che ha il pregio di non produrre lesioni nel luogo di inezione, diversamente da altri chemioterapici. È un fatto importante perché, iniettato nella parete dello stomaco, un farmaco che corrode potrebbe provocare una perforazione. Il methotrexate poi si combina bene con la terapia che Helen fa già a base di UFT e LV (il levofolinato di calcio, la vitamina che potenzia l'azione dell'UFT). Se si rispetta la giusta sequenza, il methotrexate potenzia l'azione dell'UFT e il levofolinato di calcio stoppa gli effetti del methotrexate che si diffonde nell'organismo dopo aver agito nel tumore. Ciò che conta è che il farmaco uccida le cellule del cancro nella sede dell'iniezione, tutti gli effetti che produce poi diffondendosi altrove sono più che altro un danno.

Leonard trova il modo di fare dell'altro. Pensa che iniettando i farmaci direttamente dentro il tumore si possono realizzare azioni di potenziamento del chemioterapico, difficili quando la terapia viene somministrata per via generale. Così decide di iniettare assieme al methotrexate una certa quantità di insulina e di dipiridamolo. Questi farmaci potenziano l'azione del methotrexate, ma i tentativi di utilizzarli assieme al methotrexate per via generale sono stati deludenti, in quanto non si riesce a raggiungere le giuste concentrazioni nel tumore. Iniettando direttamente lì però è possibile, almeno per un certo periodo, ottenere le concentrazioni volute. Leonard studia a lungo il problema e fa una serie di calcoli per stabilire le dosi di insulina e dipiridamolo da iniettare dentro il tumore per aumentare le probabilità che il methotrexate funzioni.

Tra una crioterapia e l'altra un endoscopista amico di Leonard fa ad Helen quattro o cinque iniezioni nel tumore, a distanza di circa una settimana. Non si notano grandi miglioramenti, ma è già un risultato che tutto resti come prima: se il tumore arresta la sua crescita e non si spinge ancora più in profondità, c'è da essere soddisfatti.

Helen tollera bene le iniezioni intratumorali, non ha praticamente effetti collaterali. Però farle la stressa. Helen e Leonard vanno in una clinica a un centinaio di chilometri da casa, per cui non devono viaggiare molto. Tuttavia Helen si sottopone a una gastroscopia ogni settimana e poi c'è tutto il lavoro di preparazione e tutta una serie di farmaci da prendere a orari stabiliti e di accortezze, che Leonard suggerisce per ridurre al minimo i possibili effetti collaterali del methotrexate.

Leonard si mette a cercare una strategia alternativa, un altro modo per colpire le cellule che si annidano in profondità, senza stressare Helen. A un certo punto gli viene in mente che il modo più ovvio è ravvicinare i trattamenti, farli all'incirca ogni mese invece che ogni due o tre. Se non diamo il tempo al tumore di ricrescere tra un trattamento e l'altro, ogni volta il suo spessore dovrebbe essere minore. Così, anche se arriviamo al più a 5-6 millimetri di profondità, dovremmo riuscire a distruggerlo fino in fondo. Ne parla con Edward B., che trova l'idea buona ed è d'accordo. L'unica cosa che gli dispiace sono i tanti viaggi. Helen e Leonard però accettano l'idea di intensificare i viaggi, sperando che tutto si risolva in cinque o sei mesi di trattamenti ravvicinati.

Questa volta i marcatori esagerano

Quando Helen fa le crioterapie ravvicinate, a circa un mese di distanza l'una dall'altra, i due marcatori che si erano alzati in precedenza, il CEA e il CA 72-4, cominciano una progressiva ascesa: ogni volta sono più alti. Il CA 72-4 in particolare cresce in modo preoccupante. All'inizio sale lentamente da 2 a 7, ma poi, dopo ogni crioterapia, è il doppio di prima, fino ad arrivare a valori intorno a 100, che si erano visti solo all'inizio, quando la malattia era diffusa.

Di solito la prima cosa a cui si pensa quando i marcatori salgono è che il tumore stia crescendo lì dove si trova o che si sia diffuso e stia crescendo anche altrove. In linea di massima si pensa che valga la regola per cui più cellule del cancro ci sono, più massa tumorale c'è, più alti sono i marcatori. Tuttavia nel caso di Helen non è così.

Edward B. esamina con scrupolo lo stomaco e conclude che il tumore non sta crescendo rispetto a prima. Neppure con l'EUS, l'ecoendoscopia, si può dire che va più in profondità, semmai meno, né si vedono linfonodi. Leonard si precipita a far fare a Helen controlli per vedere se il cancro si è diffuso altrove, fuori dello stomaco. La PET ripetuta più volte non mostra nulla fuori dello stomaco. Risulta negativa anche una risonanza cerebrale, che Leonard fa fare a Helen per essere sicuro che non ci siano metastasi nel cervello, dato che con la PET le metastasi cerebrali a volte non si vedono bene. Sembra proprio che tutto quel che c'è è ancora il tumore nello stomaco, quello trattato continuamente con le crioterapie.

Quando dobbiamo ringraziare gli errori

Ogni volta che esegue i trattamenti di crioterapia Edward B. esegue anche biopsie, preleva frammenti di tumore da esaminare. Visto che i marcatori si stanno alzando sempre più, Leonard chiede al patologo di effettuare una serie di test per cercare di capire se le cellule del cancro sono cambiate.

Inaspettatamente dalla risposta del patologo risulta che non ci sono più i recettori degli estrogeni, recettori presenti sin dall'inizio e che avevano spinto a puntare sulla terapia ormonale. Leonard passa in rassegna la letteratura scientifica a riguardo e conclude che non bisogna dar troppo credito a quella risposta del patologo. Che scompaiano i recettori degli estrogeni nella storia di un cancro mammario è piuttosto raro. Spesso quando i test risultano negativi è perché ci sono stati problemi o errori nelle procedure di esecuzione.

Leonard chiede di ripetere i test degli estrogeni in tutti i campioni disponibili e questa volta vengono positivi: i recettori degli estrogeni ci sono ancora, si trattava di un falso negativo. Non contento, Leonard chiede al patologo che l'aveva fatto all'inizio di esaminare anche i beta e non solo gli alfa, gli unici che di solito vengono esaminati.

La risposta fornisce informazioni tanto inaspettate quanto utili. Un tipo di recettori beta, i beta1, che prima abbondavano nel nucleo, ora sono presenti soprattutto nel citoplasma delle cellule neoplastiche. Quando sono nel citoplasma questi recettori possono provocare una resistenza ai trattamenti chemioterapici e anche ai trattamenti fisici, come la crioterapia che Helen fa ripetutamente. La cosa è troppo importante, per cui Leonard chiede di ripetere l'esame su materiale di un nuovo prelievo. Il risultato è sempre quello.

Che fare? Leonard decide di aggiungere un farmaco, il fulvestrant, che è capace di bloccare e degradare i recettori degli estrogeni, anche i beta1 presenti nel citoplasma. Così spera che le cellule del cancro di Helen diventino meno resistenti e soprattutto che rispondano meglio alla crioterapia. Dopo alcuni mesi i beta1 nel citoplasma sono quasi scomparsi.

Helen e Leonard riflettono su quanto a volte possa essere utile un errore, se solo le circostanze si combinano nel modo giusto. Se non ci fosse stata quella risposta da cui risultava erroneamente che i recettori degli estrogeni erano scomparsi, Leonard non avrebbe mai scoperto i beta1 nel citoplasma e non avrebbe preso le contromisure del caso. Helen e Leonard sono esperti di errore umano e sanno che un errore non necessariamente produce effetti negativi, che il più delle volte è innocente e che qualche volta fa bene. Anche se in teoria lo sanno, l'esperienza fatta è comunque per loro stimolante. Il patologo che ha fatto il test è a disagio per aver dato una risposta sbagliata, ma Leonard lo tranquillizza e lo ringrazia.

L'enigma dei marcatori

I marcatori, specie il CA 72-4, continuano ad alzarsi. Eppure il tumore non cresce nello stomaco e non si diffonde altrove. Come spiegare allora la crescita dei marcatori?

Un'ipotesi è che siano proprio i trattamenti a farli innalzare sempre più. Ogni volta che il tumore nello stomaco viene congelato, molte cellule del cancro sono distrutte e rilasciano detriti, che vanno nel sangue. Tra questi detriti ci sono i marcatori che gli esami rilevano. Il crescendo si può spiegare pensando che per eliminare i detriti occorrono circa tre mesi. Siccome tra un trattamento e l'altro passano un paio di mesi, ecco che a ogni trattamento si sommano detriti vecchi e detriti nuovi e i marcatori salgono sempre più.

C'è anche da dire che i marcatori rilasciati con i detriti sono frammentati, rotti in più pezzi. Il test che si fa nel sangue può prendere ciascun pezzo come un'intera molecola di marcatore. Di conseguenza indica valori più elevati di quelli effettivi. Se tutto questo è vero, proprio l'efficacia dei trattamenti ravvicinati fa alzare sempre più i marcatori.

L'ipotesi sembra credibile, ma Leonard è scettico per varie ragioni, a cominciare dal fatto che è troppo benevola e vale il principio che non bisogna adagiarsi su convinzioni che ci piacciono. Comincia così a lavorare intorno a un'altra ipotesi: che le cellule del cancro stiano producendo quei marcatori in quantità maggiori. Se ogni cellula del cancro ne produce sempre di più, anche se la massa resta la stessa, se il numero di cellule è più o meno quello, i marcatori nel sangue salgono progressivamente. Arriva così a concludere che forse c'è un'alterazione nella sintesi di glicoproteine, molecole che abitualmente circondano le cellule, una cosiddetta glicosilazione aberrante.

Non è un'ipotesi piacevole, perché, se è vera, le cellule del cancro di Helen sono divenute più aggressive. Più precisamente hanno meno tendenza a unirsi tra loro e fare massa, ma tendono più a spostarsi, a migrare, col rischio di andare a finire altrove. In effetti negli ultimi tempi Edward B. ha notato che compaiono piccole lesioni superficiali a breve distanza dalla lesione principale, come se ci fosse una diffusione in superficie.

La storia continua

Quale ipotesi è quella giusta? La più ottimistica o la pessimistica? O sono vere entrambe? Come stabilire se le cose stanno in un modo o nell'altro? E soprattutto, che cosa fare per cambiare le cose a proprio vantaggio? Leonard ci lavora, parla con Helen di ciò che va scoprendo e la storia continua. Va avanti lo sforzo di conoscere il cancro che è dentro di Helen e di gestirlo. Questo cancro è diventato una compagnia per sempre. Helen, quando è in buona, lo chiama "mio fratello cancro", come a dire che ormai si è inseparabili. Quando però si sente in difficoltà, gli appioppa epiteti poco simpatici, appellativi offensivi. Siccome non direbbe mai parole sconvenienti, usa sigle e abbreviazioni, che suonano più garbate, anche se se ne afferra il significato.

Quale ipotesi è quella giusta?
La più ottimistica o la pessimistica?
O sono vere entrambe?

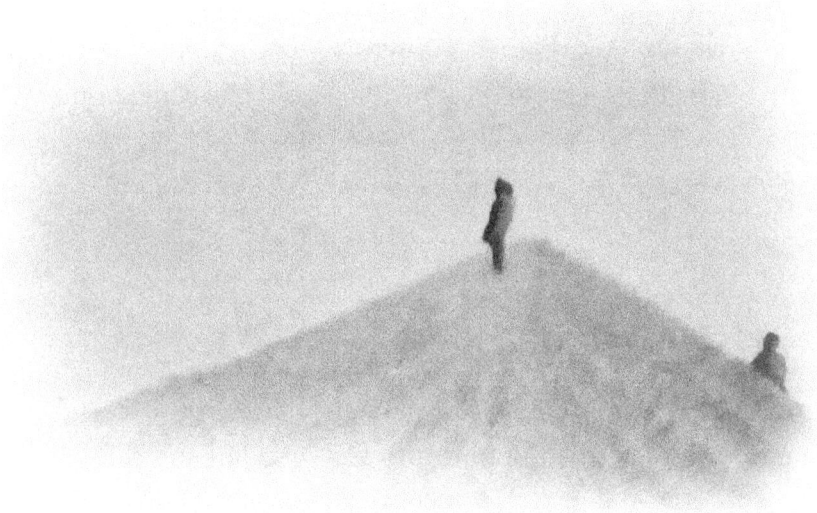

Nella seconda parte del libro
le cose che devi sapere per gestire la malattia
e il tuo oncologo

*Cose che possiamo imparare
dall'avventura di Leonard e Helen*

Un problema di filosofia della cura

Di solito, quando sono alle prese col cancro, le persone pensano che l'importante è trovare la cura giusta, la terapia che ci può salvare da questa terribile malattia. C'è chi, appena scoperta la malattia, comincia a cercare centri di eccellenza e specialisti di fama. Mettersi in buone mani, affidarsi ad esperti sembra il modo più serio di trovare cure giuste e risolvere il problema.

Altri preferiscono cercare per vie meno scontate, come se pensassero che per far fronte a un problema eccezionale ci vuole qualche mossa eccezionale. C'è chi è attratto da cure miracolose, rimedi insoliti che possono dare risultati inaspettati, magari proprio nel suo caso. Così, ad esempio, si va a cercare a Cuba il veleno di scorpione o si nutre intimamente la speranza che una dieta particolare o un integratore alimentare possano fare la differenza e offrire una via di uscita dove le terapie tradizionali falliscono.

A volte i malati di cancro decidono di partecipare a trial clinici, a sperimentazioni scientifiche di nuove terapie. Chi lo fa di solito è attratto dall'idea di giovarsi di un trattamento nuovo e di essere curato in un centro avanzato, dove si fa ricerca. Non calcola che quella cura, essendo sperimentale, può essere efficace come fallimentare, che in una sperimentazione a "doppio cieco" si può finire tra quelli che prendono un placebo, cioè niente che curi, che per partecipare al trial occorre rinunciare a altri trattamenti possibili e che i progressi della ricerca sul cancro sono lenti, per cui nella migliore delle ipotesi otterrà solo un piccolo vantaggio.

Contare sull'aiuto di buoni specialisti e conoscere le terapie disponibili è senz'altro utile. La cosa più importante però è il modo in cui pensiamo alle cure. Noi abbiamo certe idee sulla malattia (che genere di malattia è il cancro? come conviene affrontare una malattia del genere), su ciò che ci aspettiamo dalle cure (puntiamo a liberarci della malattia? a vivere bene? a lungo? ecc.), su come valutare le cure (quando una cura può dirsi efficace? quando rischi e effetti collaterali sono accettabili? ecc.). A seconda di queste nostre idee ad ogni passo ragioniamo in una maniera o nell'altra e prendiamo questa o quella decisione. A guidarci è la nostra filosofia della cura, la visione che ne abbiamo, e il successo dipende soprattutto da questa.

Nella storia di Helen e Leonard è evidente che decisiva è la loro filosofia della cura. Leonard studia molto, si documenta sulle cure disponibili e cerca specialisti in grado di fare ciò che serve. Tuttavia il successo è legato soprattutto ai ragionamenti che Leonard ed Helen fanno e che li portano a prendere decisioni importanti: se aspettare, se ripetere la chemio, se aggiungere l'UFT al TAM e via dicendo. Ogni volta a guidare i loro ragionamenti è il modo di pensare il cancro e la cura del cancro. Hanno anche una certa libertà di pensiero, come in genere chi sa ciò che vuole e ragiona. Così, se le loro riflessioni, a lungo ponderate, li portano altrove, finiscono per non fare ciò che alcuni esperti dicono e ciò che di solito si fa.

ANCHE I MEDICI TENDONO A DARE PIÙ IMPORTANZA ALLA CURA GIUSTA

Gli oncologi di regola non si lasciano attrarre dalle cure miracolose e hanno chiaro che cosa significa partecipare a un trial. Sono comunque portati a pensare che l'importante è indovinare la cura. Dalla letteratura scientifica sanno quali probabilità ha una certa terapia di funzionare in un certo tipo di casi: ad esempio, nel cancro polmonare non a piccole cellule in stadio avanzato con la gemcitabina possiamo ottenere un 20-25% di risposte, con la vinorelbina le risposte oscillano dal 15 al 30%, con l'associazione di cisplatino e vinorelbina superiamo, seppure di poco, il 30%. A partire da queste nozioni di base gli oncologi valutano il caso e giocano la loro carta, sperando di vincere la mano.

La ricerca, per lo meno quella clinica, quella in cui si sperimentano le terapie, ha sotto una logica simile. I ricercatori si sforzano di scoprire rimedi sempre migliori e di stabilire qual è il rimedio migliore a seconda delle situazioni. In un certo senso i ricercatori lavorano per indicare agli oncologi le carte migliori da giocare nelle loro partite.

continua ▸▸▸

Proprio perché si concentrano sul problema di indovinare la cura, i medici tendono a trascurare la filosofia della cura. Non sempre tengono nella dovuta considerazione quelle idee e quei ragionamenti sulla malattia e sulla cura che spesso sono determinanti per gestire con successo il cancro.

Come mai i medici solitamente si concentrano sul problema di indovinare la cura al punto da trascurare riflessioni importanti per gestire il cancro? Forse una ragione è che mettersi a cercare la cura giusta sembra la cosa più semplice e ovvia che si può fare. Un'altra ragione va forse cercata nella storia della medicina. I grandi successi della medicina sono arrivati nella cura di malattie che, grazie alla scoperta di certi farmaci, sono divenute improvvisamente curabili da incurabili che erano. L'esempio più eclatante è quello delle malattie infettive batteriche. Morivamo di infezioni che oggi ci sembrano banali. È stata la scoperta degli antibiotici a cambiare tutto. Sotto sotto medici e ricercatori pensano che qualcosa del genere possa accadere anche col cancro e ragionano come se questo fosse una malattia infettiva per la quale non abbiamo l'antibiotico giusto. Senonché la cura del cancro è una sfida difficile dei tempi nostri, che non possiamo affrontare in modo sbrigativo, né illudendoci con i successi della medicina di ieri.

Il cancro è una malattia cronica

Se vogliamo gestire il cancro come meglio si può, un'idea da tenere stampata in mente è che si tratta di una malattia cronica. Leonard lo dice chiaramente nella sua e-mail a Edward B.:"Noi medici tendiamo a considerare il cancro come una malattia acuta, ma è cronica".

Le malattie acute sono temporanee, arrivano e se ne vanno. Spesso se ne vanno perché guariscono, spontaneamente o grazie alle cure. In questi casi la malattia acuta è una parentesi nella vita di una persona. Altre volte invece la malattia acuta è l'ultimo atto della vita: arriva e in poco tempo se ne va perché per quella malattia moriamo. Diversamente dalle acute, le malattie croniche arrivano e non se ne vanno: una volta comparse, ci accompagnano in genere per tutta la vita. Grazie alle cure riusciamo in qualche modo a gestirle, a vivere più o meno bene nonostante la malattia e a scongiurare complicazioni e rischi di morte. La malattia però è sempre lì, con noi.

Che il cancro è una malattia cronica è sicuramente vero nel caso dei metastatici, cioè di quei cancri che si sono diffusi a partire dalla sede di origine e hanno dato ripetizioni a distanza, in altre parti del corpo. Se siamo affetti da un cancro metastatico ce lo portiamo dietro per il resto della nostra vita, che viviamo ancora poco o molto, che moriamo di cancro o d'altro. Tuttavia, a ben guardare, in qualche misura, abbiamo a che fare con una malattia cronica anche nel caso del cancro che viene scoperto prima che si diffonda, quando è ancora localizzato nella sua sede di origine. Per il resto della nostra vita faremo i conti con il rischio che le metastasi a un certo punto compaiano.

Nonostante il cancro sia una malattia cronica, è diffusa la tendenza a pensare e a comportarsi come se fosse acuta. Lo fanno pazienti e famigliari e spesso anche i medici, che agiscono come se avessero davanti una qualsiasi malattia acuta, che si può debellare con le mosse giuste o che comunque è destinata a finire.

Se ci riflettiamo, possiamo comprendere come mai tendiamo a commettere l'errore di considerare il cancro una malattia acuta. L'idea che una malattia così grave, capace di uccidere da un momento all'altro, dura per sempre mette in crisi chi ce l'ha, come pure i suoi cari e i medici che la curano. Ragionare come se fosse acuta, non prendere chiara coscienza del fatto che è cronica, aiuta a illudersi, a credere o a fingere di credere che prima o poi se ne andrà. Del resto siamo poco abituati a riflettere sulle malattie croniche, perché la medicina tradizionalmente si è concentrata sulle acute, quelle con le quali ha ottenuto i suoi migliori risultati.

Nelle nostre società poi, come i sociologi hanno messo in evidenza, quando uno si ammala viene a crearsi una condizione particolare, una condizione in cui è difficile resistere a lungo, specie se uno pensa che sarà così per sempre. Chi è malato, poco o tanto, viene esonerato dagli impegni ed estromesso dalla vita quotidiana. Deve affidarsi a quelli che lo curano e adesso è meno libero e autonomo di prima. Gli altri guardano a lui diversamente, a volte, magari insensibilmente, lo trattano come se fosse di un altro mondo e in vari modi si danno da fare intorno a lui. Vivere nella condizione del malato, per il malato come per quelli che lo circondano, è più facile se pensiamo che la malattia è acuta.

Comunque sia, considerare il cancro una malattia acuta è un errore, che di solito trascina con sé una serie di scelte sbagliate. Ad esempio, ragionando come se la malattia fosse acuta, accettiamo di fare una cura aggressiva nel vano tentativo di eliminarla una volta per tutte. Sottovalutiamo una cura utile per il solo fatto che da sola non è risolutiva. Vedendo che la malattia è sempre lì, ci sentiamo sconfitti e ci arrendiamo, mentre dovremmo andare avanti a lottare freddamente. Oppure, al contrario, ci illudiamo di esserci liberati del male e stiamo fermi, solo perché al momento il cancro non dà segni evidenti della sua presenza.

È CRONICO ANCHE IL CANCRO CHE NON HA DATO METASTASI?

In un certo senso sì. Abitualmente un cancro primitivo, scoperto prima che si diffonda, ancora localizzato nella sua sede di origine, viene asportato chirurgicamente e un numero più o meno alto di pazienti operati guariscono, cosa di cui i chirurghi di solito vanno fieri. Per quanto ci si dia da fare con le cure, c'è sempre però una certa probabilità che la malattia da un momento all'altro si ripresenti, magari più grave di prima, e questo rischio ci accompagna per il resto della vita.

Prendiamo il cancro del colon. Dopo 5 anni dall'intervento chirurgico il 40-50% dei pazienti trattati con la sola chirurgia non hanno ricadute di malattia. Se al trattamento chirurgico aggiungiamo una chemioterapia adiuvante, fatta dopo l'intervento per uccidere le cellule del cancro rimaste, la percentuale senza ricadute a 5 anni di distanza sale al 60-80% circa. Stiamo dicendo che anche facendo intervento più adiuvante abbiamo una probabilità su tre o una su

continua ▶▶▶

quattro di andare incontro nei primi 5 anni a una ricaduta, cioè di
avere una recidiva locale o di veder comparire metastasi a distanza.
Negli anni successivi le probabilità di ricadute sono via via più basse,
ma non diventano mai pari a zero. Un certo rischio c'è sempre, per
cui nella migliore delle ipotesi la malattia resta con noi come una
presenza che ci minaccia. Del resto questa presenza è biologica.
Nelle persone operate che vivono il resto della loro vita senza ricadute cellule del cancro quasi sicuramente ci sono, solo che non riescono in quel tempo a far ripartire la malattia.

L'importante è tenere sotto controllo la malattia, non eliminarla

Se accettiamo l'idea che il cancro è cronico, diventa chiaro
l'obiettivo delle cure: non dobbiamo cercare di eliminare definitivamente la malattia, ci basta tenerla sotto controllo, fare in modo
che resti tranquilla e ci lasci vivere il più a lungo possibile e meglio possibile.

Leonard afferra qual è l'obiettivo vero della cura del cancro
quando intuisce che è il momento di cambiare paradigma. Il
primo trattamento di Edward B., quello con mucosectomia e fotodinamica, è un successo, ma dopo qualche mese ecco comparire di nuovo un nodulo nello stomaco. Edward B. è deluso,
mentre Leonard si convince che occorre entrare nell'ordine di idee
di trattare le lesioni ogni volta che spuntano e andare avanti così.
Perciò si mette a cercare un tipo di trattamento che non dia fastidio a Helen e che si possa ripetere più volte e si orienta sulla crioterapia. È passato dal paradigma dell'eradicazione a quello del
controllo della malattia.

Leonard spiega chiaramente il paradigma del controllo nella
sua e-mail a Edward B.

*Sono convinto che la strategia di ripetere le crioablazioni e
continuare con una metronomica leggera, puntando a tenere la ma-*

lattia sotto controllo, sia vincente. Anche se in teoria possiamo pensare di eradicare la malattia nello stomaco, sembra più ragionevole darsi più modestamente l'obiettivo di evitare una progressione locale difficile da trattare e ridurre la probabilità di ripetizioni in altre sedi.

Gli obiettivi della cura del cancro metastatico sono prolungare la vita e mantenere una buona qualità di vita. Stiamo ottenendo entrambi. Certo, se vedessimo sparire definitivamente la malattia nello stomaco, saremmo contenti e festeggeremmo la vittoria. Tuttavia, se questo non accade, se la malattia resta lì, ma mia moglie continua a vivere una vita normale, la cura è perfetta.

Se ci riflettiamo, perché mai dovremmo cercare di eliminare la malattia a tutti i costi? Perché non accontentarsi di tenerla sotto controllo? Immaginiamo di riuscire a controllare il cancro in modo perfetto o quasi. La malattia resta con noi, ma non ci dà disturbi o non ci dà disturbi seri. Alla fine moriamo d'altro, come tutti. Che cosa abbiamo da ridire su una cura del genere?

Può essere d'aiuto riflettere su certi cancri poco aggressivi, che si scoprono solo alle autopsie. È il caso, ad esempio, del carcinoma tiroideo occulto. Spesso le persone ce l'hanno, ma non se ne accorgono e vivono tutta la vita senza sapere di avere un cancro. In vari paesi del mondo sono stati condotti studi per vedere se persone morte di altro all'esame autoptico avevano carcinomi tiroidei. In alcuni studi le persone che avevano tumori della tiroide di cui non si erano accorte sono poche, in altri però sono molte. In uno studio giapponese il carcinoma tiroideo era presente in quasi il 30% delle autopsie e in uno finlandese addirittura in più del 35%.

Casi come quello del carcinoma tiroideo occulto fanno nascere dubbi sul modo in cui la medicina ha affrontato il cancro. Ci si è concentrati su come uccidere le cellule del cancro o su come portarle via dal corpo. Si è lavorato meno a cercare di capire con quali mezzi possiamo ottenere che le cellule del cancro restino tranquille per tutta la vita di una persona, come fanno quelle dei carcinomi tiroidei occulti.

Perché l'uso abituale della chemioterapia è sbagliato

Solitamente le donne affette da cancro metastatico della mammella fanno una chemioterapia l'anno, mediamente ogni 10-11 mesi. Vivono in media due anni e mezzo e passano dal 30 al 50% del tempo della loro vita sotto chemioterapia. Helen in parecchi anni di malattia ha fatto una sola chemioterapia. La sua storia è diversa da quella di tante altre, perché Leonard ed Helen hanno rifiutato l'uso abituale della chemioterapia. L'hanno rifiutato quando la malattia è ricomparsa per la prima volta nello stomaco e la dottoressa dell'opinione a distanza ha consigliato di aspettare e poi eventualmente ripetere la chemio. È accaduto ancora quando la malattia è ricomparsa nello stomaco più aggressiva di prima e a consigliare la chemio è stato Stephen T. Poi ancora, anni dopo, quando neppure Stephen T. ha retto davanti a quella strana cura senza chemio e ha detto che forse era ora di rifarla.

Leonard ed Helen si sono mossi bene, perché a ben guardare l'uso abituale della chemioterapia è sbagliato. Come mai? Nella cura del cancro metastatico di regola si comincia col fare una prima chemioterapia. Se si ottiene una risposta, se la malattia torna indietro, si aspetta e si fa un'altra chemio quando avanza di nuovo. Se invece la malattia non risponde alla prima chemio, si fa un secondo tentativo non appena il paziente è in condizione di sopportarne un'altra. Si va avanti così, di chemio in chemio. Si parla di linee successive: la prima linea, la seconda, la terza e, quando ci si arriva, le altre. I protocolli indicano quali farmaci conviene usare nelle diverse linee e come regolarsi nel caso dei pazienti pesantemente pretrattati, quelli che hanno fatto più chemio.

Un problema dell'uso abituale della chemioterapia è che ogni volta le probabilità di successo sono più basse. Le cellule del cancro sopravvissute a una chemio, quelle da cui la malattia riparte, tendono a essere più resistenti, cioè più capaci di sopravvivere alle chemioterapie successive. Diventano più resistenti proprio per effetto del trattamento chemioterapico che hanno subito. La capacità di sopportare gli attacchi e di adattarsi alle condizioni avverse, anche estreme, è una sorprendente caratteristica delle cellule del cancro. Così, una volta intrapresa la via delle chemio successive, ci condanniamo ad avere via via meno armi a disposizione e sempre meno probabilità di successo. Arrivati in fondo al cammino, con i pazienti pesantemente pretrattati, gli oncologi sono in seria difficoltà e a volte tentano di tutto, come giocatori d'azzardo, o si rassegnano.

L'uso abituale della chemioterapia è sbagliato anche perché finisce per guastare la qualità della vita. Grazie al fatto che è riuscita a gestire la malattia senza ricorrere alla chemioterapia, Helen è vissuta tanti anni bene, come una persona normale. Ha lavorato, ha fatto la sua vita e agli occhi degli altri, operatori sanitari compresi, aveva l'aria di una persona in perfetta salute. Si è divertita molto quando l'infermiera del centro PET ha pensato che il malato di cancro fosse il marito e le ha detto: "Venga lei, non faccia scomodare il paziente". La vita di chi passa dal 30 al 50% del tempo sotto chemioterapia è sicuramente peggiore.

C'è un altro fatto: di chemioterapia si muore. Ogni volta che facciamo una chemio, oltre al rischio che non funzioni, corriamo il rischio che sia proprio la chemio a portarci a morte con le sue complicazioni. La probabilità di morire di chemio varia a seconda del tipo di regime, cioè dei farmaci e dello schema adoperato. Nel complesso, mediamente, non è molto alta (in linea di massima sotto all'1%), ma comunque un certo rischio c'è, specie andando avanti con le linee successive e se l'organismo ha problemi, di cuore, di fegato o di altro tipo. Questi problemi possono esserci per malattie insorte prima del cancro, ma spesso sono legati al cancro o sono proprio il lascito delle cure precedenti.

Sarebbe sbagliato saltare a conclusioni estreme e farsi l'idea che la chemioterapia è sempre da evitare. Le chemioterapie rappresentano una risorsa fondamentale nella lotta contro il cancro. Helen è riuscita a vivere per tanti anni e bene grazie al fatto che la chemioterapia fatta all'inizio ha funzionato, dando addirittura una remissione completa. Il punto è che alla chemio bisognerebbe ricorrere quando sembra proprio che la malattia non è controllabile con altri mezzi. In un certo senso la chemio è un'arma estrema, da usarsi solo se la guerra di trincea è fallita.

La strategia più intelligente si direbbe evitare la chemio finché si può, se solo ragionevolmente si riesce ad andare avanti senza. Così dopo ogni chemioterapia conviene cercare di rinviare il più possibile la successiva, ricorrendo a tutti i mezzi possibili e immaginabili. È quel che fanno Leonard ed Helen. Buona parte dello studio di Leonard è teso a cercare mezzi per tenere sotto controllo la malattia senza ricorrere alla chemio: ora metronomica e BRMs in aggiunta all'ormonoterapia, ora i trattamenti loco-regionali nello stomaco, ora il cambio di terapia ormonale suggerito dalle riflessioni sull'ambiente gastrico. Per Leonard ed Helen il tempo senza chemioterapia è tutto tempo guadagnato per vivere in salute e più in là va la seconda linea meglio è.

LA LEZIONE DELL'ETNOMEDICINA

Riflettere sull'etnomedicina ha aiutato Helen e Leonard a rendersi conto che l'uso abituale della chemioterapia è sbagliato. Leonard ha pensato che potesse essere utile il PSK, estratto di funghi approvato in Giappone come farmaco antineoplastico. Di qui sono cominciate le riflessioni sull'etnomedicina, la medicina tradizionale ancora in uso in buona parte del mondo, specie in paesi dell'Africa e dell'Asia, dove la gente non ha i mezzi economici per acquistare i prodotti della moderna medicina scientifica o preferisce le cure tradizionali.

L'etnomedicina si avvale di estratti ricavati dal mondo naturale, per lo più da piante, anziché di farmaci prodotti in laboratorio. Sono gli etnofarmaci, ottenuti con particolari procedure di estrazione. Anche certi prodotti farmaceutici, compresi alcuni chemioterapici, sono di derivazione vegetale, ma nella medicina moderna si tende a purificarli in laboratorio. Un'altra caratteristica degli etnofarmaci è che la loro preparazione e il loro impiego si basano su tradizioni maturate nel corso di millenni, durante i quali sono stati provati. I nostri farmaci invece si basano su sperimentazioni cliniche controllate e su conoscenze scientifiche di medicina, biochimica e farmacologia.

continua ▶▶▶

Alla base dei nostri farmaci c'è la ricerca scientifica, alla base degli etnofarmaci c'è l'esperienza maturata nel corso della tradizione.

Gli etnofarmaci hanno una certa efficacia e a volte, come nel caso del PSK, superano i vagli scientifici e ci danno elementi per produrre farmaci o integratori. Tuttavia il contributo più importante che l'etnomedicina può dare alla cura di malattie come il cancro è una lezione di metodo, di approccio, di filosofia della cura.

Gli etnofarmaci rispecchiano un modo di pensare diverso da quello della nostra medicina. La conoscenza dei rimedi tradizionali matura in tempi lunghi, attraverso tentativi ed errori. Non c'è la ricerca scientifica a scoprire i rimedi e a darci relative certezze. Questo richiede di essere disponibili a rischiare, di avere il coraggio di fronteggiare il male andando avanti nell'incertezza. Le cure tradizionali poi sono meno aggressive: non si pensa di eliminare le cause delle malattie, ma più semplicemente di ristabilire un equilibrio naturale che si è rotto, di modo che l'individuo possa stare abbastanza bene, anche se continua ad avere la malattia. Convivere col male e avere coraggio sono proprio le cose che occorrono per abbandonare l'uso abituale della chemioterapia e cominciare a tentare di controllare il cancro con altri mezzi, rinviando le chiemio più che si può.

Come mai gli oncologi tendono a usare male la chemioterapia?

Per lo più gli oncologi pensano che le cure davvero efficaci siano due: la chirurgia e la chemioterapia. La prima va usata quando il cancro è scoperto precocemente, prima che abbia dato metastasi. L'altra, la chemioterapia, nel pensiero corrente degli oncologi è l'unica vera arma che abbiamo a disposizione contro il cancro metastatico. Abitualmente gli oncologi sottovalutano altri mezzi, che non hanno l'evidente efficacia di una chemioterapia, ma che comunque possono aiutare a tenere a bada il cancro, per lo meno a rallentarlo, specie se usati assieme, in combinazione.

Proprio perché si affidano esclusivamente o quasi alla chemioterapia, gli oncologi cadono in una spirale. Come vedono chiari segni di cancro metastatico, fanno la chemio. Se non c'è risposta, appena possono, ne tentano un'altra. Se c'è risposta, pensano che l'unica cosa da fare è aspettare, perché credono solo alla chemio e non è il caso di ripeterla senza valide ragioni. Dopo un po' la malattia inesorabilmente riparte e il gioco si fa più pesante. A ogni chemio successiva le cellule del cancro sono più resistenti e aggressive. Di conseguenza la chemio diventa veramente l'unica arma disponibile e ci vogliono chemio sempre più pesanti.

Per evitare di cadere nella spirale l'oncologo dovrebbe tentare in tutti i modi di tenere a bada il cancro con cure leggere, prima che diventi aggressivo e resistente, fino a che ci riesce. È quel che fa Leonard nella cura di Helen. La prima chemioterapia era inevitabile, vista la gravità della malattia, che minacciava la vita di Helen. Dopo il successo della prima chemio, Leonard fa di tutto per tenere buone le cellule del cancro senza aggredirle con una seconda chemioterapia. Ogni volta che la malattia si ripresenta, cerca il modo per controllarla ancora senza ricorrere alla chemioterapia, magari aggiungendo un rimedio ulteriore che possa rallentare il cancro e non dare troppo fastidio a Helen.

REALISMO, PROATTIVITÀ, MULTIMODALITÀ: ATTEGGIAMENTI DA SVILUPPARE

Per non cadere nella spirale delle chemioterapie ripetute ci vuole realismo. Occorre valutare freddamente l'efficacia delle chemioterapie e rendersi conto che, per quanto bene funzionino, le chemioterapie non possono eradicare il cancro. Gli oncologi a volte le sopravvalutano, forse perché perdono di vista l'obiettivo di far vivere il paziente a lungo e bene e ragionano come se la loro missione fosse cercare di ottenere un momentaneo successo chemioterapico. È un tipico errore umano concentrarsi sulle ricadute immediate delle scelte e dimenticare le traiettorie.
È importante anche essere proattivi, cioè capaci di prevedere gli sviluppi futuri e di agire in anticipo. Solo se siamo proattivi possiamo darci davvero da fare per tenere a bada un cancro prima che

continua ▶▶▶

riparta e così magari rinviare la chemioterapia successiva. Leonard è proattivo quando si preoccupa del bottoncino riapparso nello stomaco ed è grazie a questa proattività che evita ad Helen una seconda chemio dopo un intervallo standard di meno di un anno.

Avere un approccio multimodale, anziché monomodale, significa fare affidamento contemporaneamente su più mezzi, piuttosto che su uno solo. Gli oncologi cadono nella spirale delle chemioterapie anche perché tendono ad avere un pensiero monomodale, a ragionare come se la cura dovesse basarsi sul solo mezzo cui credono davvero, la chemioterapia. Del resto il pensiero monomodale caratterizza la stessa ricerca scientifica, che sperimenta un rimedio alla volta. La ricerca clinica, almeno in parte, è ancora galileiana, ripete il modo di far ricerca di Galileo Galilei. Il principio fondamentale del metodo galileiano è semplificare la realtà, spogliarla dei tanti fattori in gioco e concentrarsi su alcuni. Se però vogliamo davvero tentare di tenere a bada un cancro, dobbiamo adoperare contemporaneamente parecchi rimedi, ciascuno dei quali da solo magari fa poco, ma che, messi assieme, possono farci ottenere quel che vogliamo.

L'arte del domatore

Immaginiamo di uscire di casa e di trovare nel nostro giardino un leone, forse scappato dallo zoo. È lì davanti a noi, ci fissa. Che facciamo? Non abbiamo armi per ucciderlo, né mezzi per catturarlo. Certamente non possiamo sfidarlo, dato che al leone basta poco per ucciderci. Per avere speranza di salvarci dobbiamo sfoderare l'arte del domatore.

Restiamo tranquilli, ma pur senza darlo a vedere controlliamo ogni dettaglio nel tentativo di essere in anticipo sulle sue mosse. Adoperiamo poi tutti i segnali a disposizione (lo sguardo, la postura, la voce, ecc.) per fare in modo che resti tranquillo anche il leone. Faremmo di tutto affinché resti tranquillo.

Se davvero vogliamo gestire un cancro, un metastatico, dobbiamo sfoderare l'arte del domatore come davanti al leone. Nel caso del leone possiamo sperare che qualcuno venga a trarci d'impaccio o di riuscire abilmente ad allontanarci o a rientrare in casa. Con il cancro non è la stessa cosa. A essere realisti può liberarci definitivamente solo la morte per altre cause.

La metronomica: una buona risorsa per il domatore

Helen, fin da quando è comparso il bottoncino nello stomaco, è andata avanti a curarsi con la metronomica. È un tipo di terapia che si è andata affermando negli ultimi anni. Consiste nel prendere basse dosi di chemioterapici, generalmente per bocca, continuativamente o, meglio, senza lunghe interruzioni. Helen prendeva quattro capsule di UFT al giorno per 5 giorni a settimana. Molto usata è la metronomica con una compressa di ciclofosfamide da 50 mg ogni giorno. Si usa anche combinare 50 mg al giorno di ciclofosfamide con 5 mg di methotrexate presi sempre in compresse due volte a settimana o con la capecitabina. A volte si usano le capsule di vinorelbina tre volte a settimana a dosaggi che vanno dai 30 ai 50 mg ogni volta. Nei tumori cerebrali, come i glioblastomi, si adopera la temozolomide, che, diversamente da altri farmaci, riesce ad arrivare nel cervello.

I regimi di metronomica sono diversi, ma hanno in comune i bassi dosaggi e la somministrazione continuativa. Per rendersi conto delle basse dosi basta pensare che nelle chemioterapie standard di ciclofosfamide si danno, per giunta assieme ad altri chemioterapici, circa 200 mg al giorno per bocca e nelle terapie endovenose si arriva a 1000-2000 mg ogni tre settimane. Si parla di chemioterapia LDM (*low-dose metronomic*), contrapposta a MTD (*maximum tolerated dose*), dato che nelle chemioterapie standard si cerca di alzare le dosi tenendosi sotto il livello che diventa intollerabile.

La metronomica è ben tollerata, anche se gli effetti collaterali possono esserci e in alcuni casi nascono problemi andando avanti con la cura. Ad esempio, con la ciclofosfamide non bisognerebbe superare una dose totale di 25-30 grammi (500-600 giorni a 50 mg al giorno), perché, se si va oltre, c'è il rischio che la tossicità accumulata provochi leucemie. La metronomica ha il grosso vantaggio di non scombinare la vita delle persone, dato che solitamente si fa assumendo capsule o compresse comodamente a casa propria.

Fatto interessante, è difficile che le cellule del cancro diventino resistenti alla metronomica. Una volta si pensava che non ci fossero resistenze. Oggi sappiamo che sono possibili, anche se rare. In ogni caso non accade quel che capita con le chemioterapie: che ci si trovi a passare da una linea all'altra, avendo sempre meno speranza di successo. Al contrario, cambiare tipo di metronomica è vantaggioso, perché spiazza le cellule del cancro. Queste si abituano ad un farmaco e vanno in crisi se lo cambiamo. Si parla di effetto 4D, *drug-driven dependency/deprivation* (dipendenza/deprivazione farmaco-guidata).

La metronomica non trascina come la chemioterapia in una spirale, non peggiora la qualità della vita e non fa correre i seri rischi delle chemioterapie standard. Tuttavia non dà i risultati delle chemioterapie di successo. Non mancano casi di risposte brillanti alla metronomica e, valutata con i criteri standard, quelli che si usano per le chemioterapie, nel complesso è abbastanza efficace. Ad esempio, nel cancro metastatico della mammella, studi clinici con la metronomica hanno ottenuto tassi di risposta che oscillano tra il 12 e l'88%. Il docetaxel settimanale, una delle chemioterapie più usate, ha tassi di risposta che oscillano dal 30 al 68%. I risultati sono a prima vista sovvrapponibili, salvo per il fatto che i risultati della metronomica sembrano oscillare di più. Tuttavia i tassi di risposta comprendono sia le risposte totali che le parziali e col docetaxel settimanale abbiamo percentuali più alte di risposte totali. Le metronomiche invece tendono a dare maggiormente risposte parziali e stabilizzazioni di malattia, risultati questi che non vengono inclusi abitualmente nei tassi di risposta.

In ogni caso non dobbiamo aspettarci troppo da una metronomica. Il modo migliore di usarla è per tenere a bada il tumore, per domarlo e guadagnare tempo prezioso prima della prossima chemioterapia.

La metronomica e la chemioterapia

Diversamente dalla chemioterapia standard la metronomica è comoda e ben tollerata. Se usata correttamente, non fa correre seri rischi e non trascina in una spirale. In compenso è più adatta a tenere a bada il tumore che ad attaccarlo frontalmente. Con la metronomica facciamo guerra di trincea, più che andare all'assalto. Capiamo come mai, se ci spiegano come funziona la metronomica.

La chemioterapia standard uccide le cellule neoplastiche. La metronomica di regola non le uccide, ma rende loro la vita difficile. Il tumore per crescere ha bisogno di vasi e produce nuovi vasi attraverso un lavoro di angiogenesi. La metronomica inibisce l'angiogenesi e costringe le cellule del cancro a vivere con meno vasi.

Un altro effetto della metronomica è il potenziamento dell'immunosorveglianza, cioè dell'attività di controllo che il nostro sistema immunitario esercita sulle cellule neoplastiche. Attraverso questi meccanismi, cioè riducendo i vasi a disposizione del tumore e rafforzando le difese immunitarie, la metronomica spinge le cellule neoplastiche in uno stato di quiescenza, le mette in un certo senso a dormire, anche se non le uccide.

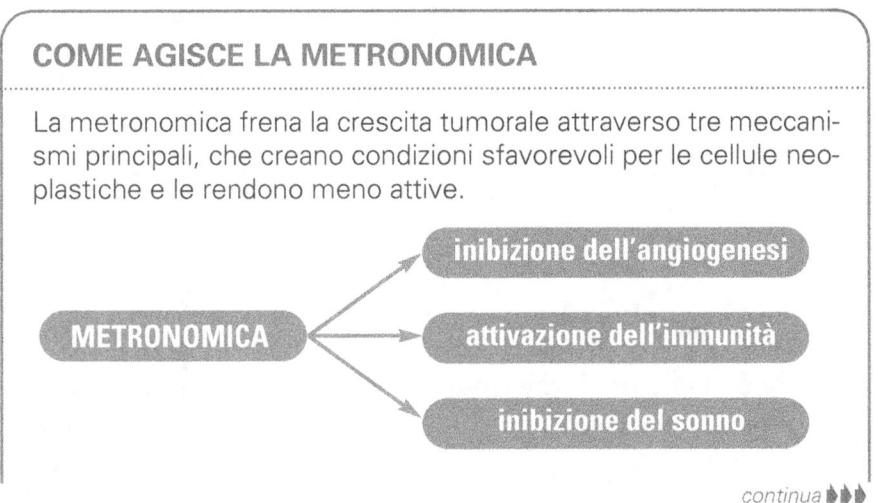

COME AGISCE LA METRONOMICA

La metronomica frena la crescita tumorale attraverso tre meccanismi principali, che creano condizioni sfavorevoli per le cellule neoplastiche e le rendono meno attive.

METRONOMICA
- inibizione dell'angiogenesi
- attivazione dell'immunità
- inibizione del sonno

continua ▶▶▶

L'angiogenesi è la produzione di nuovi vasi. Consente al tumore di avere ossigeno e nutrizione sufficiente per crescere e di smaltire rifiuti. La metronomica inibisce l'angiogenesi in vari modi. Agisce sulle cellule endoteliali che vanno a formare i nuovi vasi, ne riduce la disponibilità e ne blocca proliferazione e migrazione. Fa aumentare la trombospondina 1, una molecola capace di inibire l'angiogenesi.

Un modo in cui le cellule del cancro sfuggono all'attacco dell'immunità è attraverso l'azione dei T regolatori, cellule che sopprimono l'attività dei linfociti capaci di ucciderle (CD8 e NK). La metronomica fa aumentare i linfociti che uccidono le cellule del cancro, riduce i T regolatori e riduce l'attività di immunosoppressione che queste cellule hanno.

La metronomica spinge le cellule del cancro in uno stato di inattività, come di sonno. Lo fa perché inibisce l'angiogenesi e così riduce la disponibilità di ossigeno e nutrimento, le affama. Manda le cellule del cancro in sonno anche perché stimola l'immunità e così le induce a diventare inattive per sfuggire all'attacco delle cellule immunitarie. Mette le cellule del cancro in sonno anche con meccanismi diretti, come arrestarne la proliferazione.

A questi meccanismi principali a volte se ne aggiunge un altro: l'effetto 4D (Drug-Driven Dependency/Deprivation). La metronomica è una terapia continuativa. A lungo andare le cellule neoplastiche diventano dipendenti dalle particolari condizioni ambientali prodotte dal farmaco metronomico. Così può accadere che sospendere per un periodo la metronomica o cambiare farmaco mettano in crisi le cellule del cancro, privandole della droga cui si erano abituate e spiazzandole. L'effetto 4D rende particolarmente interessante la metronomica. Le interruzioni fatte per riprendersi dagli effetti collaterali che, per quanto modesti, ci sono, possono aumentare l'efficacia della terapia. Alternare farmaci diversi può pure essere di aiuto a supportare la terapia e al tempo stesso può renderla più efficace.

Idee sbagliate sulla metronomica

Evidentemente la metronomica è tutt'altra cosa rispetto alla chemioterapia standard. Adoperiamo sempre dei chemioterapici, ma, siccome li somministriamo diversamente, la loro azione sul tumore è un'altra. Si spiega così come mai un farmaco può funzionare bene in metronomica su un cancro divenuto resistente a quello stesso farmaco usato in modo standard.

Gli oncologi a volte non si rendono conto che la metronomica è qualcosa di totalmente diverso dalla chemioterapia tradizionale. Così, ad esempio, sono restii a fare una metronomica con vinorelbina nel caso di un paziente che non ha risposto a una chemioterapia a base di vinorelbina. Sembrano non aver chiaro che il tumore può essere resistente alla vinorelbina somministrata in maniera tradizionale e non essere resistente alla vinorelbina data in metronomica, perché il meccanismo di azione è diverso.

Capita qualcosa di simile quando l'oncologo si chiede se il farmaco da usare in metronomica è efficace nei riguardi del tipo di cancro che sta trattando. Sta ragionando come si ragiona in una chemioterapia tradizionale, senza tenere nella dovuta considerazione che la metronomica è altro.

Nella chemioterapia standard per ogni cancro ci sono farmaci più adatti e farmaci meno adatti. Nella metronomica però la scelta del farmaco non è legata al tipo di cancro. Teoricamente lo stesso regime di metronomica può essere usato per qualsiasi tumore. È facile capire perché, se solo pensiamo che il chemioterapico dato in metronomica non va ad uccidere le cellule neoplastiche, per cui non ci sono cellule più sensibili a quel chemioterapico ed altre meno. La metronomica agisce indirettamente, creando condizioni in cui il tumore, qualsiasi tumore, ha difficoltà a crescere e tende ad andare in sonno.

Leonard, quando decide di aggiungere l'UFT al tamoxifene, resta deluso dell'opinione a distanza anche perché la dottoressa sostiene che non ci sono prove che l'UFT è efficace nel cancro metastatico della mammella. Sembra che la dottoressa non si renda conto che Leonard intende usare l'UFT in metronomica e che perciò ha poco senso interrogarsi sull'efficacia del farmaco sul tipo di cancro di Helen. La scelta dovrebbe basarsi su altre considerazioni, come la tollerabilità o il fatto che sia sperimentata la combinazione con altri farmaci che stiamo usando. Così Leonard trova che sia una buona scelta combinare UFT, tamoxifene e PSK.

Come mai gli oncologi non sempre sfruttano adeguatamente la metronomica?

Spesso gli oncologi usano la metronomica come salvataggio, per fare un estremo tentativo quando le terapie standard sono fallite. Altre volte vi ricorrono se il paziente è in cattive condizioni o è in età avanzata. Sfruttano il fatto che la metronomica è ben tollerata e non compromette la qualità della vita. D'altra parte si accontentano dei risultati modesti che offre, perchè ormai non sperano più nel successo o perchè non vogliono sovraccaricare il paziente.

Usare così la metronomica è sensato, ma limitarsi a questo vuol dire sottoutilizzarla. L'oncologo che si limita a usare la metronomica nelle situazioni estreme commette l'errore di considerarla al pari di una terapia standard, cioè come un'arma per andare all'assalto. Non si rende conto che il suo uso migliore è nella guerra di trincea, quando è il momento di resistere e di tenere a freno il cancro. Così, ad esempio, accade che gli oncologi non pensino di usare la metronomica subito dopo una chemioterapia di successo. Se il tumore è regredito, perché star fermi? Non è forse quello il momento di cominciare una terapia leggera che manda a dormire le cellule del cancro e può farci rinviare la prossima chemioterapia?

La modulazione metabolica: una sfida da accettare

Quando la malattia riappare per la seconda volta nello stomaco, Leonard sostituisce il lansoprazolo con la ranitidina e aggiunge l'octreotide. Sono due semplici mosse che sul momento danno risultati sorprendenti. Sono mosse che vanno a modificare l'ambiente gastrico, rendendolo più ostile al cancro.

In precedenza, quando era alle prese col problema della diarrea da UFT, Leonard aveva introdotto lo zinco-carnosina con l'intento di proteggere la mucosa intestinale. Lo aveva fatto con convinzione, anche perché pensava che lo zinco-carnosina contribuisse a rendere l'ambiente gastrico meno favorevole alla crescita del cancro.

Anni dopo, vedendo i marcatori salire, Leonard evita la chemioterapia semplicemente cambiando terapia ormonale. Il cambio si basa sulla scoperta che lo stomaco produce estrogeni in grado di stimolare la crescita tumorale e mira a rendere l'ambiente gastrico più povero di estrogeni.

Questi interventi terapeutici di Leonard sono esempi di modulazioni metaboliche, cioè di modifiche biochimiche mirate, che possono mettere in difficoltà il cancro. Fare modulazione metabolica è difficile. Da un lato bisogna accertarsi di non causare danni all'organismo: ciò che facciamo deve essere ben tollerato. Dall'altro è davvero impegnativo analizzare gli intricati processi biochimici su cui tentiamo di operare e calcolare gli effetti delle modifiche che apportiamo. Per rendersene conto basta guardare lo schema di ambiente endocrino gastrico che Leonard ha costruito al momento di decidere il cambio di terapia ormonale (pag 66). Mette insieme una serie di informazioni su cui ragionare: lo stomaco è in grado di produrre androgeni (androstenedione e testosterone) a partire dal colesterolo e dal progesterone circolanti, gli androgeni vengono trasformati in estrogeni (estradiolo) dall'aromatasi presente nelle cellule parietali dello stomaco e nelle cellule neoplastiche, e così via.

Non è facile poi trovare mezzi, farmaci o integratori, che possono produrre le modifiche che desideriamo. Occorre documentarsi, studiare, vagliare attentamente le ipotesi. Le possibilità sono molte, ma di solito vengono ignorate. Conviene partire dal caso specifico, chiedersi in quale ambiente si trovano quelle cellule del cancro, come si potrebbero mettere in difficoltà e cercare, con creatività unita a rigore scientifico.

Anche se la modulazione metabolica è impegnativa, vale la pena di tentare. Qualche volta dà risultati sorprendenti, come nel caso di Helen. Questo è possibile perché le cellule del cancro si adattano all'ambiente in cui vivono e i cambiamenti possono metterle in seria difficoltà, almeno finché non trovano strategie alternative di adattamento. Altre volte le modulazioni metaboliche non danno risultati immediatamente evidenti. In ogni caso possono essere di aiuto a tenere sotto controllo il cancro, specie supportando altre terapie. Rappresentano un'altra risorsa per il domatore.

La speranza delle terapie biologiche

Negli ultimi anni hanno suscitato speranza le terapie biologiche, dette così perché adoperano sostanze ricavate da organismi viventi o sintetiche, ma che mimano azioni di molecole operanti nell'organismo. Rientrano nelle terapie biologiche i BRMs, come il PSK adoperato da Leonard, e altre cure che pure tentano di potenziare le difese dell'organismo. Le speranze degli ultimi anni sono legate però soprattutto alle terapie a bersaglio molecolare, *target therapies,* che vanno a colpire determinate molecole presenti nelle cellule del cancro e di conseguenza ne ostacolano la crescita o le uccidono.

Le terapie a bersaglio molecolare sono senz'altro utili, ma le speranze suscitate sono forse eccessive. Alcune danno effetti collaterali pesanti e hanno costi elevati. Altre sono ben tollerate e i costi sono bassi o comunque accettabili. Nessuna però ha effetti miracolosi, nessuna è un rimedio risolutivo. Possono essere solo di aiuto, se usate oculatamente.

Una ragione per cui le terapie a bersaglio molecolare non sono risolutive è che le cellule del cancro sono capaci di adattarsi, anche rapidamente. Quando colpiamo certe molecole e blocchiamo così attività biologiche necessarie alla sopravvivenza delle cellule del cancro, queste trovano vie diverse per sopravvivere e andare avanti a crescere. Ad esempio, il bevacizumab è un ottimo farmaco, che si è rivelato efficace specie in associazione con la chemioterapia o la radioterapia. Va a colpire VEGF, un fattore proangiogenetico, che stimola cioè quella produzione di nuovi vasi di cui le cellule del cancro hanno bisogno. Un problema del bevacizumab però è che col tempo insorgono resistenze e si possono avere riprese di malattia in altre sedi. Studi recenti dimostrano che le cellule del cancro, messe in difficoltà dall'inibizione di VEGF, si attrezzano o per produrre nuovi vasi pure con VEGF bloccato o per migrare altrove.

In teoria le terapie a bersaglio molecolare potrebbero risultare risolutive se riuscissimo a bloccare tutte le strade biologiche che le cellule del cancro tentano per sopravvivere e crescere. Almeno al momento attuale però questo è un sogno. Conviene prendere le terapie biologiche per quel che sono, una risorsa tra le altre che può aiutare a domare il cancro, frenandone lo sviluppo finché si riesce. Dal momento che ce ne sono di tossiche, oltre che costose, è importante sempre fare un'attenta valutazione dei danni e dei benefici.

Leonard è stato più volte tentato dall'idea di ricorrere al bevacizumab o al trastuzumab, che va a colpire i recettori HER2, che interagiscono con quelli degli estrogeni. Il calcolo costi benefici però lo ha dissuaso: nel caso di Helen, vista la situazione, per lui conveniva non usare questi farmaci e tenerseli semmai di riserva.

La tentazione della chirurgia invasiva

Quando Stephen T. prospetta l'ipotesi di togliere lo stomaco con un intervento chirurgico, Leonard non è d'accordo e alla fine Helen segue la strada di tenere a bada la malattia con la combinazione di terapie sistemiche leggere e trattamenti loco-regionali. Leonard pensa che togliere lo stomaco vuol dire condannare Helen a vivere male e che, anche tolto lo stomaco, la malattia quasi sicuramente si ripresenterà.

Negli anni successivi Helen e Leonard sono tornati più volte a riflettere sull'idea di togliere lo stomaco, specie quando le cose sembravano andar male. Si sono chiesti:"Chissà se non sarebbe stato meglio?". La malattia era presente solo nello stomaco e l'idea di liberarsene togliendo quest'organo era indubbiamente attraente. Anche tornando a ragionarci dopo però alla fine Helen e Leonard concludevano che la decisione di non operarsi era stata saggia.

Helen diceva:"Immagina se mi fossi trovata con metastasi altrove e per giunta senza stomaco". Leonard s'interrogava:" Sono passati parecchi anni e sei stata bene. Chi ci garantisce che avremmo guadagnato lo stesso tutto questo tempo? Avremmo potuto guadagnarne di più, come pure meno e persino molto meno. Sicuramente la vita sarebbe stata diversa". Certo sotto sotto qualche dubbio restava, perché quando ci troviamo a decidere nella cura del cancro, decidiamo nell'incertezza. Possiamo solo cercare di prendere decisioni sufficientemente ragionevoli.

Nel cancro oligometastatico, cioè con metastasi presenti in una sola sede o comunque in poche, la chirurgia è attraente. Studi interessanti condotti su numeri significativi suggeriscono che in certi tipi di cancro e per certe sedi la rimozione chirurgica di metastasi può allungare, a volte di molto, la vita. Conviene però essere cauti e soppesare attentamente pro e contro, come hanno fatto Helen e Leonard. Quando valutiamo teniamo sempre presente che la rimozione chirurgica, anche se adatta al nostro caso, non è risolutiva, non metterà fine alla malattia. Perciò evitiamo di sopravvalutare i benefici sottostimando i danni possibili.

I trattamenti loco-regionali minimamente invasivi

Nel caso di Helen le metastasi che comparivano nello stomaco erano state trattate prima con mucosectomia combinata a fotodinamica e poi ripetutamente con la crioterapia. A un certo punto Leonard aveva pensato di fare anche, tra una crioterapia e l'altra, iniezioni intratumorali di chemioterapico e modulatori metabolici.

Sono tutti trattamenti loco-regionali minimamente invasivi che si possono adoperare nello stomaco. Si fanno piuttosto semplicemente in endoscopia, come facendo una comune gastroscopia.

I trattamenti loco-regionali minimamente invasivi sono un'ottima risorsa per domare il cancro, per tenerlo a freno e guadagnare tempo. Presentano il grosso vantaggio che in genere sono ben tollerati e spesso sono ambulatoriali, non richiedono di ricoverarsi. Fatto importante, distruggono il tumore senza arrecare danni all'organismo o con minimo danno. Come in tutte le cure sono sempre possibili le complicanze, ma sono rare, specie se il trattamento viene scelto oculatamente, tenendo presente la sede e gli eventuali rischi.

Ai trattamenti loco-regionali bisognerebbe ricorrere prima possibile, non appena si vede spuntare una metastasi da qualche parte. Trattare metastasi piccole è più agevole, comporta meno danni e meno rischi. Gli esiti sono anche migliori, nel senso che prima ci muoviamo, più tempo possiamo sperare di guadagnare grazie al trattamento. La pulizia va fatta prima possibile.

Nonostante sia abbastanza evidente che i trattamenti loco-regionali vanno fatti tempestivamente, spesso si commette l'errore di aspettare e decidersi tardi. Ci sono oncologi che non hanno molta considerazione per i trattamenti loco-regionali minimamente invasivi. Alcuni sostengono che non ci sono evidenze scientifiche della loro utilità, cosa non propriamente vera, dato che ve ne sono e si vanno accumulando. Per lo più gli oncologi preferiscono affidarsi alla chirurgia invasiva e alla chemioterapia e sottovalutano i trattamenti loco-regionali minimamente invasivi, un po' come accade per la metronomica. Perciò ci ricorrono quando sono in crisi e non sanno che fare. È un uso sbagliato dei trattamenti loco-regionali, che, proprio come la metronomica, danno i risultati migliori quando giochiamo d'anticipo, agiamo su metastasi appena all'inizio e puntiamo a impedire che il cancro sfugga al controllo. Il caso di Helen da questo punto di vista è emblematico.

A volte si pensa che il trattamento loco-regionale debba usarsi una volta sola. Edward B. era deluso del fatto che la malattia fosse ripartita dopo la mucosectomia e la fotodinamica. Forse non si aspettava che Leonard gli avrebbe chiesto di riprendere a trattare il cancro nello stomaco e sicuramente non si aspettava di fare decine di trattamenti.

Conviene partire con l'idea che quasi sicuramente la malattia si ripresenterà dopo essere stata trattata: è la natura del cancro, che è una malattia cronica. Non sempre la situazione e i mezzi di cui disponiamo permettono di fare trattamenti ripetuti. Leonard ha studiato e pensato prima di trovare come trattare ripetutamente le metastasi nello stomaco. Se solo si può però, se si trova la strada, conviene esser pronti a ripetere i trattamenti loco-regionali. Aveva ragione Helen: "Se spazzi tutti i giorni, la casa resta pulita".

Purtroppo non è facile orientarsi nella varietà dei trattamenti loco-regionali disponibili. A volte gli stessi oncologi non sono del tutto informati: ne conoscono alcuni e ne ignorano altri o non saprebbero dire dove certi trattamenti vengono effettuati abitualmente. In parte accade perché, accanto a trattamenti diffusi e standard, ve ne sono altri sui quali le sperimentazioni sono poche e la letteratura è scarsa. Magari si praticano in questo o quel centro, ma l'informazione non circola nella comunità scientifica e tra i medici. Paradossalmente certe volte i trattamenti meno noti e non standardizzati sono i più interessanti.

Se l'oncologo ci dice che non esiste un trattamento loco-regionale minimamente invasivo per il nostro caso, non fidiamoci. Chiediamogli di andare a documentarsi, con tenacia e pazienza.

La personalizzazione delle cure: un sogno che deve diventare realtà

Solitamente si parla di medicina personalizzata per indicare l'uso di farmaci su misura, basato su analisi genetiche o biomolecolari. In oncologia questo si fa già in molti casi. Ad esempio, nel cancro mammario l'ormonoterapia si usa se ci sono i recettori per gli estrogeni. Come ha scoperto con sorpresa Leonard, ci si limita ad analizzare solo i recettori alfa, senza considerare i beta. Comunque ci si orienta sulla base di analisi molecolari.

Altre volte l'uso su misura di farmaci è auspicato, sebbene non sia diffuso. Ad esempio, sappiamo che il tamoxifene funziona bene nelle donne che hanno un tipo genetico con un attivo enzima CYP2D6, enzima che trasforma il tamoxifene nei suoi metaboliti più attivi, il 4-idrossitamoxifene e l'endoxifene. Per questo c'è chi consiglia di preferire un'altra terapia ormonale nelle donne che non hanno il genotipo adatto. Il più delle volte però questa indagine preliminare e questa scelta terapeutica mirata non si fanno, più che altro per ragioni pratiche. Neppure Leonard lo ha fatto con Helen, sia perché allora le evidenze scientifiche erano ancora dubbie, sia perché fare in tempi brevi le analisi non era agevole.

Alcuni ripongono molte speranze sulla medicina tagliata su misura in base alla genetica e alle indagini molecolari. Probabilmente in futuro faremo ulteriori passi avanti, ma questo tipo di personalizzazione delle cure è complesso, impegnativo e costoso.

Possiamo intendere la personalizzazione delle cure in senso più ampio, come orientamento terapeutico deciso in base alla persona, alla sua vita, alle specifiche caratteristiche della sua malattia. In oncologia questo tipo di personalizzazione viene auspicato, ma di fatto è poco applicato. Al dunque si finisce per seguire protocolli o linee guida che indicano come curare questa o quella categoria di malattie oncologiche. Per quanto ci si sforzi di classificare dettagliatamente le malattie oncologiche, nella stessa categoria, trattata tutta allo stesso modo, finiscono pazienti diversi con malattie diverse e storie diverse della malattia.

Se entriamo nell'ottica della personalizzazione, ogni caso è a sé e in ogni momento della storia della malattia è un caso a sé stante, nel senso che nel tempo cambia e non è lo stesso. Se riflettiamo sulla storia di Helen, è evidente. Il diffuso cancro metastatico viscerale dell'inizio ha poco a che vedere col bottoncino ricomparso nello stomaco. La situazione era ancora diversa quando la malattia è ripartita più aggressiva nello stomaco ed è cambiata ancora dopo. In tutta la vicenda le cellule del cancro si sono modificate per vari aspetti. Leonard è riuscito a cogliere alcune di queste modifiche, ma molte, la maggior parte, verosimilmente gli sono sfuggite. Anche l'ambiente gastrico, il metabolismo, le difese dell'organismo sono cambiate nel corso della storia.

Se davvero vogliamo provare a gestire la malattia, guadagnando tempo e vivendo bene, dobbiamo pensare che le cure vanno attentamente personalizzate. Momento per momento la situazione va analizzata, con tutte le informazioni di cui si riesce a disporre. Occorre poi farsi il quadro delle opzioni terapeutiche possibili e del loro intreccio e di volta in volta decidere tenendo conto di tutti i fattori in gioco. È un lavoro molto difficile e complesso, ma forse è ora di cominciare a farlo.

Come mai gli oncologi personalizzano così poco?

Personalizzare è parecchio impegnativo. Leonard si è dedicato alla cura di una sola persona, Helen. Gli oncologi solitamente curano contemporaneamente molte persone, che in genere hanno cancri diversi.

Personalizzare richiede poi coraggio. Per farlo davvero occorre essere pronti a discostarsi dalle cure standard per avventurarsi a volte lungo piste abitualmente non battute. La storia di Leonard ed Helen è eloquente. Chi mai aveva fatto prima tante crioterapie nello stomaco? Dov'erano le sperimentazioni cliniche, le evidenze, le indicazioni su questo modo di procedere? Crioterapie ripetute a parte, ad ogni passo le cure praticate da Helen poco o tanto si allontanavano dallo standard. Bisognerebbe aspettare e poi a progressione clinicamente evidente cambiare terapia ormonale o tornare alla chemioterapia, mentre Leonard aggiunge UFT e PSK al tamoxifene. E avanti così.

La dottoressa della seconda opinione, in un passaggio di una sua risposta, rimprovera Leonard, perché sta conducendo una terapia quasi-sperimentale. Dopo averci riflettuto, Leonard trova che la dottoressa abbia ragione, ma non vede nulla di scandaloso nel fare una terapia quasi-sperimentale. Tuttavia per un medico che cura un estraneo decidere una terapia quasi-sperimentale è una dura prova di coraggio. A volte il medico deve vedersela con norme statali che limitano l'uso di certi farmaci, stabilendo circostanze precise in cui possono essere usati. Se le cose non vanno bene, può esserci anche il rischio che il proprio operato venga messo sotto accusa dagli stessi pazienti o dai famigliari. Certo, se il medico discute approfonditamente con il paziente e trova un'intesa, medico e paziente consapevolmente possono affrontare assieme la sfida della personalizzazione. Ci vorrebbero però oncologi che sono anche ottimi psicologi.

C'è una ragione per cui si personalizza poco, forse meno evidente, ma non meno importante. Per sobbarcarsi il carico della personalizzazione un medico deve credere fermamente che questa sia utile. Finché continuiamo a cercare cure risolutive, a puntare semplicemente sulle chemioterapie o sulla chirurgia, non vediamo serie ragioni per imbarcarci nella personalizzazione. Personalizza chi afferra che a fare la differenza sono il modo in cui la malattia viene gestita, le decisioni che ad ogni passo si prendono, la filosofia della cura che sta dietro ad ogni scelta.

L'errore del "wait and see" e l'arte di saper aspettare essendo sempre in anticipo

La regola di aspettare e stare a guardare, così come comunemente intesa, si direbbe sbagliata. Un cancro metastatico, mentre noi aspettiamo e guardiamo, sta già ripartendo e a breve ce lo ritroveremo più aggressivo di prima. Un paziente non andrebbe lasciato senza alcuna terapia tra una chemio e l'altra. Helen non è mai stata senza prendere farmaci o fare trattamenti locali che tenessero a bada il suo cancro.

Occorre poi tenere sotto stretto monitoraggio la malattia e cogliere i primi segni disponibili per ideare azioni utili a tenerla a freno. Se ci riusciamo, è meglio giocare d'anticipo. È quel che fa Leonard quando, messo sull'avviso dalla salita del CEA, fa fare prima del previsto la gastroscopia, scopre il bottoncino nello stomaco e aggiunge UFT e PSK al tamoxifene.

Se da un lato è vero che bisogna essere in anticipo, dall'altro è vero pure che è importante saper aspettare. Mentre teniamo a freno la malattia con cure leggere, vari segnali possono far temere che questa stia per sfuggire al controllo. Dopo parecchie crioterapie, a un certo punto Leonard ha visto CEA e CA 72-4 impennarsi e Stephen T. ha pensato di ritornare alla chemioterapia. Leonard si è messo a studiare e a ragionare per cercare di capire se per caso non fosse possibile tenere a freno il cancro senza ricorrere alla chemio. Ha scoperto buone ragioni per limitarsi a cambiare la terapia ormonale, lo ha fatto e gli è andata bene.

La sua non è stata una decisione facile. Ha corso il rischio che la malattia sfuggisse al controllo. C'è da tenere un equilibrio delicato tra proattività e pazienza. Barcamenarsi stando in bilico è una vera e propria arte, fatta di studio del caso, analiticità, ragione e soprattutto autocontrollo.

Lunga vita al cancro

Helen, quando è in buona, chiama il suo cancro "mio fratello cancro", a voler dire che ormai vivono assieme inseparabili. Ha preso coscienza che il cancro è una malattia cronica e che l'obiettivo delle cure è riuscire a conviverci bene il più a lungo possibile, cioè andare avanti a condurre la propria vita pur avendo in corpo il cancro.

Sa bene – ne ha discusso più volte con Leonard – che il cancro metastatico della mammella è aggressivo, che non può ragionevolmente sperare che si comporti come certi cancri tiroidei, scoperti solo all'autopsia in persone morte d'altro. È probabile che sarà proprio il suo cancro a ucciderla, ma spera che le lasci abbastanza da vivere, possibilmente stando bene.

Helen dice "mio fratello cancro" con una sfumatura di ironia. Pensa a un paradosso che la diverte molto. Le cure non riescono a uccidere il cancro. Le chemioterapie si limitano ad uccidere un certo numero di cellule del cancro, che però sopravvive. Anche quando si ottiene una remissione completa, come quella che ha avuto lei, restano cellule, magari poche, che non si vedono con i mezzi che abbiamo, da cui il cancro riparte. Leonard le ha spiegato che nel tentativo di eradicare il cancro sono state sperimentate chemioterapie ad alti dosaggi, con trapianti midollari per salvare il paziente. Pure queste strategie si sono rivelate fallimentari. "Sono come i mostri dei film di fantascienza – sostiene Helen sorridendo – cadono a terra sotto i colpi di una mitragliatrice e poi si rialzano, escono dalle fiamme in cui pensavamo fossero morti arsi vivi".

Allora, almeno con i mezzi attuali, l'unico modo di uccidere un cancro è uccidere l'ospite, la persona in cui si è sviluppato e cresce. Perciò, se davvero le cose stanno così, conviene augurare lunga vita al cancro. "Se il mio cancro vive – spiega Helen a chi glielo chiede – vuol dire che io vivo. Per questo gli auguro di vivere a lungo e lo considero davvero un fratello. Del resto esistono anche fratelli antipatici". Il paradosso che la diverte sta nel fatto che augura lunga vita a qualcosa che probabilmente sarà quella che la ucciderà.

Attenti all'errore del determinismo

Stephen T., dopo parecchio tempo che la malattia nello stomaco era ben gestita, preoccupato per i marcatori che salivano, scrive a Leonard che è ora di rifare la chemio e osserva: "Sono passati tanti anni. Possiamo essere soddisfatti". Sembra ragionare come se ci fosse bisogno di una chemio per il fatto che di regola un cancro metastatico della mammella non sta tranquillo tutto quel tempo, come nel caso di Helen.

Quando il parente patologo si complimenta con Leonard, gli mostra le statistiche della sopravvivenza nel cancro metastatico che gli sono appena arrivate. Sembra che ragioni così: stai facendo un'opera straordinaria, in quanto Helen stando alle statistiche dovrebbe essere già morta.

Il ragionamento di Stephen T. e quello del parente patologo sono viziati dall'errore del determinismo, un errore ben noto, che spesso ci porta a fraintendere le acquisizioni scientifiche. Consiste nel pensare che, se la ricerca scientifica ha scoperto una regola di qualche tipo o, come a volte si dice, una legge scientifica, allora le cose devono per forza andare così. Il filosofo della scienza John Kemeny chiarisce bene l'equivoco: "La Legge non è in nessun caso qualcosa di vincolante, bensì una semplice descrizione di tutti gli eventi, passati, presenti e futuri". Così le statistiche di sopravvivenza nel cancro mammario metastatico si limitano a descrivere come vanno abitualmente le cose. È sbagliato però pensare che in forza di quelle statistiche le cose andranno così nel mio caso. Significa scambiare una semplice descrizione dei fatti per un meccanismo causale che li fa accadere.

Helen intelligentemente nota: "Le cure fanno parte della nostra vita e noi non viviamo nelle statistiche, piuttosto sono le statistiche che rispecchiano le nostre vite". Dal canto suo Leonard pensa che stanno lottando contro il cancro, non contro una statistica e che ciò che vogliono è che Helen viva bene e a lungo, non sfidare le statistiche.

L'errore del determinismo s'insinua pericolosamente nelle menti dei malati di cancro, dei famigliari e degli oncologi. Un medico può decidere, come Stephen T., che è il momento di agire per il solo fatto che alla luce delle statistiche è trascorso parecchio tempo. Può arrivare a ritenersi soddisfatto di un risultato raggiunto e magari lottare meno, perché la statistica lo conforta. Anche se il paziente ha una progressione, non risponde alle cure e muore, la cura è comunque un successo, dato che la sopravvivenza cade nel quintile di destra, nel 20% formato da quelli che sopravvivono di più.

A volte malati di cancro che conoscono le statistiche pensano che il loro tempo è scaduto e si lasciano prendere dalla paura o cominciano a rassegnarsi e ad essere più arrendevoli. Ricordiamo sempre che prendere una statistica come qualcosa di vincolante è un errore logico e concentriamoci sulla nostra sfida personale.

Attenti a non mitizzare la scienza e la medicina

Basare le cure su conoscenze scientifiche è fondamentale. Leonard esplora avidamente la letteratura scientifica, alla ricerca di informazioni utili. Sono informazioni che ora gli danno suggerimenti e idee di cure possibili, ora gli servono per valutare attentamente le sue scelte, per sottoporle al vaglio delle critiche più severe. La scienza però ha i suoi limiti ed è ben lontana dall'essere un oracolo in grado di dare risposte ai nostri problemi. Il sapere accumulato dalle moderne scienze biologiche e mediche è straordinariamente vasto e avanzato. Se pensiamo però a problemi come quelli del cancro, dobbiamo ammettere che, pur avendo capito molto, sappiamo davvero poco. Newton diceva che lo scienziato è come un bambino che esamina le conchiglie in riva al mare grande e sconfinato. La nostra conoscenza delle conchiglie è estremamente utile, ma abbiamo ancora da scoprire un mare grande e sconfinato.

C'è da dire poi che le conoscenze scientifiche evolvono e, in forza del progresso scientifico, ciò che ieri si credeva vero oggi può apparire falso. Leonard si imbatte nel problema del progresso scientifico quando pensa di associare al tamoxifene l'UFT. L'opinione a distanza dice tassativamente che ormonoterapici (come il tamoxifene) e chemioterapici (come l'UFT) non si associano. È un principio superato, basato su segnalazioni scientifiche, che successivamente la stessa ricerca scientifica ha rivisto. Leonard lo sa, ma la dottoressa della seconda opinione è rimasta ancorata a dubbi di una scienza vecchia.

Aver chiari i limiti della scienza aiuta a capire un punto: le conoscenze scientifiche sono estremamente utili, ma non possono sostituire l'intelligenza dell'oncologo. Questi non può essere uno che semplicemente applica ciò che la scienza dice. È chiamato a ragionare, a fare sintesi di ciò che si sa in rapporto al caso che ha davanti e di ciò che non si sa, a valutare certezze, incertezze e probabilità e ad assumersi responsabilità.

La medicina è una pratica che ha alle spalle la scienza medica. Come altre pratiche è organizzata, con strutture e prassi. Il rapporto tra scienza medica e pratica medica è tutt'altro che scontato. Per muoversi sulla base delle acquisizioni scientifiche i medici dovrebbero accedere alla letteratura continuamente, andando di volta in volta a studiare per rispondere agli interrogativi che i casi che trattano fanno nascere o per cercare informazioni che potrebbero essere in qualche modo utili. Dovrebbero anche consultarsi fra loro sui casi che trattano e far uso di supporti, come appositi software, che permettono di avere disponibili immediatamente i dati che servono. Per tradizione però i medici, quando curano, tendono a basarsi su ciò che sanno già, che hanno appreso negli studi precedenti o aggiornandosi. Non sempre si mettono a studiare intensamente per ogni caso che curano, così come ha fatto Leonard per curare Helen.

Dato che la medicina non è scienza, ma pratica basata sulla scienza, c'è il rischio che diventi semplice esecuzione di protocolli. Quando si fa una ricerca clinica si sperimenta un protocollo, cioè uno schema preciso, con certe caratteristiche della malattia, dei pazienti, delle cure, dei controlli. Il medico che cura un paziente a volte si limita a ripetere un protocollo già sperimentato e riconosciuto a livello scientifico. In oncologia questo capita spesso, perché la patologia è grave, la cura è impegnativa, anche sul piano psicologico, e l'oncologo trova nel protocollo un rifugio. Comunque vadano le cose, può sempre dire a sé stesso e agli altri che si è attenuto a un protocollo consolidato.

Purtroppo applicare semplicemente i protocolli vuol dire non personalizzare. Il protocollo è pensato per una categoria di persone malate di quella malattia, non per quella persona che l'oncologo sta curando. È su questa che dovrebbe concentrarsi ed è ragionando su questa e sulla sua condizione che dovrebbe pensare come curare al meglio. L'oncologo può anche prendere in considerazione i protocolli. Deve però anche chiedersi qual è il razionale delle scelte che sta facendo, cioè su quali informazioni, conoscenze scientifiche, ragionamenti si basano le sue scelte. Ad esempio, Leonard basa la sua scelta di cambiare la terapia ormonale su un razionale che parte dalla scoperta che la mucosa gastrica produce estrogeni e che è sintetizzato dallo schema elaborato assieme a Helen (pag 66).

Non mitizziamo scienza e medicina. Ricordiamoci che sono una straordinaria risorsa per noi e ricordiamo pure che hanno dei limiti. Perciò accertiamoci garbatamente che il nostro oncologo non si limiti ad applicare un protocollo, che vada a studiare per il nostro caso, magari consultandosi con altri esperti, e assicuriamoci che usi la propria personale intelligenza per valutare attentamente tutto ciò che ha imparato documentandosi per il nostro caso. Non fidiamoci se ci dà l'impressione di considerare tutto scontato. Combattere un cancro non è mai una faccenda scontata, per nessuno.

Come mai gli oncologi a un certo punto diventano decisionisti o si arrendono?

Accade di solito quando le cose vanno male. Può essere già all'inizio, se il cancro si presenta da subito assai grave, come nel caso di Helen. Lo specialista del centro di eccellenza dove inizialmente si recano Leonard ed Helen si arrende di fronte a quello che pensa sia un cancro ovarico molto avanzato. Chiama da parte Leonard e gli dice che a suo avviso forse non vale la pena di tentare una chemioterapia. Nelle stesse condizioni un oncologo avrebbe potuto comportarsi all'opposto e tentare il tutto per tutto, giocando la carta di una terapia azzardata.

Spesso arrendersi o fare i decisionisti sono comportamenti che scattano quando si è avanti con le cure e sono falliti più tentativi basati su strategie standard o sulle quali si è molto ragionato. In questi casi, proprio perché il suo sforzo di curare è stato grande, l'oncologo tende a pensare che occorra qualche azione speciale o che non ci sia più nulla da fare. A ben guardare il ragionamento è sbagliato, perché gli sforzi che facciamo non sono una buona misura della validità delle nostre azioni: il fatto che ci siamo impegnati molto non dice che abbiamo operato bene, possiamo esserci impegnati in errori.

Decisionismo e rassegnazione rispecchiano in parte la tendenza a considerare il cancro una malattia acuta. Se la malattia è acuta, in un modo o nell'altro deve finire. Perciò o troviamo cure che ci danno almeno segnali di star sconfiggendo il male oppure ci arrendiamo. Diverso è il modo di pensare se accettiamo l'idea che il cancro è cronico. Non abbiamo bisogno di vedere segni che la malattia arretra, ci basta che non avanzi troppo, che resti tranquilla quel tanto che occorre per lasciarci vivere in pace. In quest'ottica decisionismo e resa hanno meno senso, perché l'importante è resistere.

Al decisionismo o alla rassegnazione può contribuire anche l'errore del determinismo. L'oncologo si fa influenzare dalla probabilità statistica di curare con successo una malattia così grave o che è andata avanti per tanto tempo. Nel caso di Helen lo specialista del centro di eccellenza consultato all'inizio evidentemente faceva un calcolo sulle probabilità di successo ed era pessimista, anche perché pensava, sbagliando, che il cancro fosse ovarico. Stephen T. a un certo punto consiglia la chemioterapia, anche perché gli sembra strano un caso di mammario metastatico che va avanti così a lungo e per giunta senza chemio.

A volte decisionismo e rassegnazione sono legati al disagio psicologico che un oncologo può provare per l'esperienza della sua professione. Sono modi di salvaguardare la propria integrità psicologica, pur continuando a fare esperienze fallimentari. Quando si arrende, l'oncologo fa la parte di chi guarda la realtà con freddezza, che ha chiaro quanto la natura sia dura e si lascia alle spalle tutti quei sentimenti per i quali vorremmo che la natura fosse diversa. Quando fa il decisionista sfida la natura, rivendica i sentimenti umani e si sente uomo fino in fondo, anche se poi la malattia lo sconfigge.

Il burnout dell'oncologo

L'oncologo è soggetto al burnout, una sindrome psicologica che può colpire chi fa una professione d'aiuto e in particolare chi opera nella sanità. Degli operatori sanitari gli oncologi sono tra i più esposti al rischio di burnout.

La parola burnout indica l'essere bruciati, scoppiati, esauriti. Chi è in burnout sente di non avere più risorse per rapportarsi agli altri ed aiutarli. Per resistere al disagio che prova reagisce in vari modi: ora è freddo e distaccato, ora scontroso, ora si attiene alle regole come un burocrate, ora ha paura di sbagliare o di essere giudicato male ed è in allarme.

Sono molti i fattori chiamati in causa per spiegare il burnout di professionisti come gli oncologi. Sembra proprio però che fondamentale sia lo squilibrio tra l'investimento che il profesionista fa e i feedback che riceve, i segnali che gli dicono se il suo sforzo è servito o meno. Un professionista come l'oncologo spesso parte con una carica ideale, pensando di svolgere una missione che farà dal bene agli altri e farà di lui un benefattore. Strada facendo però molti segnali gli dicono che non è così e a lungo andare si brucia. Per l'oncologo i segnali che bruciano sono soprattutto i tanti casi di pazienti perduti nonostante gli sforzi per curarli.

Il burnout può contribuire a certi comportamenti discutibili degli oncologi, come preferire le cure aggressive, non rendersi conto che il cancro è cronico, attenersi rigidamente ai protocolli, non personalizzare abbastanza le cure, arrendersi o fare i decisionisti. Se qualche volta notiamo che l'oncologo è sfuggente, poco attento alla relazione o un po' cinico o in crisi, pensiamo che forse potrebbe star soffrendo il burnout.

Sapere che gli oncologi, poco o tanto, possono risentire del burnout dovrebbe aiutarci a comprendere il nostro oncologo e a gestirlo in modo che lavori bene per noi. Quando notiamo certi comportamenti discutibili o spiacevoli, non irrigidiamoci. Cerchiamo di aiutarlo a ritrovare in sé lo slancio per tentare seriamente di curarci al meglio.

L'interesse dell'oncologo e l'interesse del paziente

L'interesse del paziente e quello dell'oncologo convergono, ma di solito non coincidono del tutto. Il paziente vuole far fronte alla malattia, al cancro che l'ha colpito, e l'oncologo lo vuole curare. Ma qual è esattamente l'obiettivo che ciascuno si prefigge?

Helen e Leonard più volte non seguono i consigli di specialisti, perché i loro obiettivi sono diversi dagli obiettivi di quegli specialisti. Nella loro storia le diversità riguardano soprattutto la filosofia della cura, il modo di pensare il cancro e i sistemi per curarlo. Diversamente da esperti con cui sono in rapporto, Helen e Leonard pensano che il cancro sia una malattia cronica, che l'importante è tenerla sotto controllo, non eliminarla, che la chemioterapia è un'arma estrema, che le terapie leggere e i trattamenti loco-regionali minimamente invasivi vanno presi sul serio, che la cura va attentamente personalizzata.

A volte interesse dell'oncologo e del paziente non coincidono perché l'oncologo è preoccupato di gestire l'impegno e sentirsi a posto. Perciò si rifugia nelle prassi consolidate e nei protocolli, mentre per il paziente potrebbe essere conveniente una scrupolosa e coraggiosa personalizzazione. In certi momenti l'interesse principale dell'oncologo può essere resistere al disagio psicologico del burnout, cioè fare un'autocura della sua malattia professionale. Il paziente ovviamente è più interessato alla cura del suo cancro.

Quando discutiamo con l'oncologo la nostra cura, cerchiamo di capire bene quali sono i suoi interessi e chiediamoci se collimano davvero con i nostri. Facilmente l'oncologo si concentrerà sulla diagnosi e sulle opzioni terapeutiche disponibili, magari addentrandosi nell'analisi dei risultati possibili. Non accontentiamoci. Esploriamo punto per punto la sua filosofia della cura, magari con domande garbate ma precise. Sondiamolo poi per afferrare se certe scelte rispondano per caso a suoi bisogni psicologici. A volte per sondare è sufficiente osservare l'altro mentre parla o vedere come reagisce a semplici e innocenti domande: "perché fare questo schema di terapia?", "non abbiamo altre opzioni?", "conviene approfondire ulteriormente il mio caso?", "che succede se la terapia va male?", "come starò durante la cura?", "siamo sicuri che non conviene una strategia più morbida?".

La tecnica delle tre A per dialogare con l'oncologo

Se cerchiamo di capire gli interessi dell'oncologo e li confrontiamo con i nostri, può accadere che scopriamo di avere vedute diverse. Che fare in questo caso? Come gestire il dialogo col nostro oncologo?

Quando scopriamo che su una faccenda abbiamo una visione diversa da quella del nostro interlocutore, spesso ci sforziamo di essere accomodanti per evitare tensioni. Ci basta essere meno rigidi, meno sicuri e meno fermi nei nostri giudizi, fare lo sforzo di avvicinarci alla prospettiva dell'altro e trovare un punto di incontro. Nel caso del dialogo con l'oncologo non ci conviene applicare questa strategia della vita quotidiana. La posta in gioco è troppo alta, la diversità di vedute riguarda la nostra cura e in ultima analisi la nostra vita. C'è poco da essere accomodanti. Dobbiamo cercare di capire che cosa effettivamente è meglio per noi e questo sforzo di capire è troppo importante per lasciarlo cadere in nome del quieto vivere.

Visto che la posta in gioco è alta, viene da pensare che forse la cosa migliore è contrapporre apertamente il nostro punto di vista a quello dell'oncologo. Può accadere che, magari in certi momenti, ci sia data la possibilità di farlo tranquillamente. Nel complesso però non è una buona strategia.

Per tutta risposta l'oncologo potrebbe adottare un comportamento di trincea: ci dice o ci lascia intendere che così si fa e che non è disponibile a fare diversamente. In fondo l'esperto è lui. Invece di trincerarsi l'oncologo potrebbe cedere, allinearsi con la nostra posizione senza discutere. In fondo siamo noi quelli che stanno male e abbiamo anche un gran brutto male. Se ci riflettiamo, in tutti e due i casi per noi non va bene. Finiamo per fare una cosa o l'altra senza aver sufficientemente dialogato e esplorato assieme le diverse ragioni. Uno finisce per imporsi e l'altro per cedere, ma l'importante non era stabilire chi comanda e chi ubbidisce. Ancora una volta la posta in gioco è troppo alta per uscirsene così. C'è poi il fatto che il rapporto, poco o tanto, si turba. Viene meno la serenità in una relazione così importante in questo momento della nostra vita.

Che fare allora? Può essere di aiuto conoscere la tecnica delle tre A. Come prima cosa partiamo da quello che l'oncologo ci propone. Ascoltiamolo attentamente e prendiamo sul serio ogni cosa. È la prima A: *Attend*, interessarsi e stare ad ascoltare.

Poi ragioniamo con lui sempre partendo dal suo punto di vista. Facciamolo seriamente: il suo punto di vista ora è il nostro, ci siamo dentro e ragioniamo davvero così. *Assess*, valutare, giustificare e ragionare è la seconda A.

Alla fine arriviamo alla terza A: *Address*, orientare. Tiriamo fuori le nostre perplessità, le nostre aspettative, i nostri desideri. Non lo facciamo per contrapporre la nostra idea a quella dell'oncologo, ma solo per dire che esistiamo noi e che noi ci sentiamo orientati così. Accertiamoci che per l'oncologo sia chiaro che le nostre non sono obiezioni alle sue idee, che sono ottime, ma solo un dirgli chi siamo e come la pensiamo. Lo stiamo orientando nel mondo, dato che non ci sono soltanto diagnosi, cure, ragionamenti clinici, ma ci siamo anche noi a mettere in gioco la nostra vita.

È importante fare tutti e tre i passaggi. Altrimenti la tecnica non funziona e si ricade nella contrapposizione dei punti di vista, per finire nel comportamento di trincea o l'allineamento o l'accondiscendenza. Se l'oncologo, dopo che gli abbiamo presentato noi stessi, coi nostri pensieri, le nostre aspettative, i nostri desideri, riparte a ribadirci il suo punto di vista, ripartiamo anche noi dalla prima A, facciamo anche la seconda e poi di nuovo la terza. È un movimento circolare che teoricamente si può ripetere all'infinito, anche se di solito ci si ferma dopo un paio di giri.

Se dialoghiamo con le tre A, facciamo i ragionamenti e esploriamo anche a fondo i problemi. Al tempo stesso non rinunciamo a portare avanti il nostro personale punto di vista ed evitiamo ogni tensione nella relazione con l'oncologo.

FARE LE TRE A RAGIONANDO CON L'ONCOLOGO

Un esempio può aiutare a capire come fare le 3A. L'oncologo propone una terapia aggressiva. Il paziente è più propenso a essere meno aggressivi e gestisce l'oncologo garbatamente con le 3A.

Attend
– Pensiamo di fare otto cicli di docetaxel e gemcitabina.
– Come mai?
– Anche se si vede un'unica metastasi nel fegato, la malattia ragionevolmente è diffusa. Conviene una terapia che faccia pulizia.
– In effetti sembra sensato.

Assess
– È un'associazione che ha alte percentuali di successo.
– Speriamo uccida anche le cellule del cancro che non si vedono.
– È quello che ci auguriamo. Vorremmo riazzerare la malattia. Per questo pensiamo anche di fare più cicli.
– Sarebbe davvero bello!
– Eh sì!

Address
– Mi preoccupa però l'idea di sottopormi a una chemio così per un nodulo nel fegato. Mi sentirei meglio a provare prima a togliere il nodulo in qualche modo e magari fare una cura leggera.

TRATTAMENTI LOCO-REGIONALI MINIMAMENTE INVASIVI

TECNICA	DOV'È USATA	NOTE
Radiofrequenza o RFA (radiofrequency ablation)	fegato, ossa, polmone, rene, cervello, paratiroidi, esofago, stomaco, masse retroperitoneali	Viene inserito nel tumore un ago attraverso il quale arriva una scarica elettrica che lo distrugge. Nelle ossa è utile per il dolore e si può combinare con la cementoplastica per consolidare l'osso. Negli organi cavi (esofago e stomaco) andrebbe evitata per il rischio di perforazione. Nel cervello sono preferibili altre tecniche.
Crioterapia o crioablazione o criochirurgia	fegato, polmone, rene, prostata, esofago, stomaco, pelle, mammella	Sostanze che congelano vengono portate a contatto col tumore direttamente o mediante aghi che attraversano la pelle o per via laparoscopica o endoscopica o broncoscopica. Il trattamento è sicuro e ben tollerato. Nel caso di pelle e mammella può risultare doloroso.
Fotodinamica o PDT (photodynamic therapy)	esofago, stomaco, polmone, vie biliari, pancreas, peritoneo, ovaie, bocca, laringe, vescica, prostata, cervello, pelle	Viene somministrata per via generale una sostanza che sensibilizza alla luce (in genere photophrin o ALA) e poi si illumina con luce appropriata il tessuto tumorale, che viene distrutto. Specie usando il photophrin, occorre far passare un certo tempo tra trattamenti successivi e dopo il trattamento occorre evitare la luce.
Laser terapia	pelle, utero, vagina, vulva, pene, polmone, trachea, esofago, stomaco, colon, cervello	Ci sono vari tipi di laser, ma in generale si tratta di una luce di specifica lunghezza d'onda, potente e precisa come un bisturi, che può di-

TECNICA	DOV'È USATA	NOTE
		struggere il tumore. La precisione del laser si rivela di particolare utilità quando, come accade nel cervello, è importante non danneggiare il tessuto intorno al tumore per non peggiorare la qualità della vita.
Alcoolizzazione	fegato, tiroide, pancreas	L'alcool ad elevate concentrazioni (> 50%), se iniettato nel tumore, provoca necrosi e lo distrugge.Se l'alcool iniettato si diffonde al di là del tumore, c'è il rischio di complicanze. Per questo l'alcoolizzazione va evitata in organi dov'è più facile la diffusione, come il polmone o lo stomaco. Peraltro in questi organi si può usare alcool a bassa concentrazione (fino al 5%) assieme a chemioterapici. A bassa concentrazione l'alcool potenzia l'azione dei chemioterapici senza causare necrosi.
Chemioterapia intratumorale	in tutte le sedi agevolmente raggiungibili	Le iniezioni intratumorali sfruttano il vantaggio che è possibile raggiungere dentro il tumore concentrazioni più elevate di quelle raggiungibili somministrando le stesse dosi di chemioterapico per via generale. Così possiamo ottenere l'effetto desiderato riducendo gli effetti collaterali. Dopo le iniezioni le concentrazioni di chemioterapico restano alte per poco tempo. Perciò sono state realizzate formulazioni a lento rilascio, che presentano però lo svantaggio di esporre l'organismo più a lungo al

TECNICA	DOV'È USATA	NOTE
		chemioterapico e dare così più effetti collaterali. Quando il chemioterapico viene iniettato in organi cavi come l'esofago o lo stomaco o il colon,è importante usare farmaci che non provochino danni locali, visto il rischio di perforazioni.
Chemioterapia intrarteriosa	fegato, pancreas, stomaco, occhio, bocca, testa, cervello, polmone	Consiste nell'iniettare chemioterapici nelle arterie che portano il sangue al tumore, anche in modo molto mirato. Si ottiene il vantaggio di inondare di chemioterapico il tumore, eventualmente riducendo la quantità di chemioterapico che si diffonde nel resto dell'organismo e quindi la tossicità. Bisogna tener presente che, sebbene oggi le tecniche siano raffinate e di uso corrente, arrivare in un'arteria con un catetere è comunque un'operazione delicata, per cui caso per caso va fatta un'attenta valutazione di costi e benefici.
Chemoembolizzazione	Fegato, altre sedi	Nelle arterie che alimentano il cancro vengono iniettati farmaci anticancro assieme a particelle embolizzanti, che chiudono i piccoli vasi e così intrappolano i chemioterapici e privano di ossigeno e nutrizione il tumore. Il trattamento è seguito da una sindrome post-embolizzazione e può comportare complicanze.
Chirurgia mininvasiva	organi addominali, midollo spinale	Con la chirurgia minimamente invasiva si opera senza aprire per

TECNICA	DOV'È USATA	NOTE
		darsi un accesso grande. Ad esempio, in addome si entra per via laparoscopica o dentro il tubo digerente per via endoscopica.Il danno così è minimo e l'intervento, a volte ambulatoriale, è ben tollerato. L'uso di robot rende più efficace e sicura la chirurgia minimamente invasiva. Alcuni restano ancorati alla chirurgia tradizionale anche quando sono disponibili e indicate tecniche mininvasive. Pensano che in presenza di un cancro sia meglio asportare il più possibile. Ad esempio, preferiscono togliere l'intero stomaco nonostante ci sia un tumore circoscritto. È un errore, perché le tecniche mininvasive, se il tumore è davvero circoscritto, sono egualmente efficaci e consentono una migliore qualità della vita.
Radioterapia	molteplici sedi	La radioterapia generalmente tende a fare danni significativi intorno al tumore. In minor misura questo vale anche perla cosiddetta radiochirurgia, forma più mirata di radioterapia. Prima di sottoporsi a una radioterapia conviene sempre accertarsi che non ci siano trattamenti locali più selettivi. Ad esempio, in caso di lesioni cerebrali di piccole dimensioni è preferibile la laserterapia, che risparmia il cervello sano e evita che successivamente il danno subito dal cervello faccia sentire i suoi effetti.

PICCOLO VOCABOLARIO

Ascite Questo termine si usa per indicare una raccolta di liquido nella cavità addominale, che può essere più o meno abbondante e risultare visibile solo con l'ecografia o altri esami oppure arrivare a dare sintomi evidenti, quali la pesantezza e il gonfiore, anche marcato. Nella maggior parte dei casi l'ascite è dovuta a una malattia del fegato, solitamente una cirrosi, che fa aumentare la pressione nelle vene che portano il sangue dal tubo digerente e da altri organi addominali al fegato e provoca una trasudazione di liquido nella cavità. Più raramente è dovuta a problemi cardiaci o al fatto che il peritoneo (vedi peritoneo) produce un essudato, un liquido infiammatorio, a causa di malattie, tra cui tumori gastrointestinali o di altri organi addominali oppure carcinomatosi peritoneale (vedi carcinomatosi peritoneale).

Biopsia È il prelievo di un frammento di tessuto da analizzare. Viene fatto diversamente a seconda della sede. Nello stomaco si fa in gastroscopia (vedi gastroscopia).

Carcinomatosi (o carcinosi) peritoneale È l'infiltrazione del peritoneo (vedi peritoneo) da parte del cancro, di solito con la presenza di noduli e ascite (vedi ascite) e con cellule tumorali nel liquido ascitico.

Cachessia neoplastica È una sindrome legata al tumore e caratterizzata da mancanza di appetito, perdita di peso, perdita di massa muscolare, debolezza, anemia, peggioramento delle condizioni generali. Si parla di cachessia neoplastica, perchè esistono forme non neoplastiche, dovute ad altre malattie.

Citoplasma La parte della cellula contenuta dentro la membrana e che circonda il nucleo (vedi nucleo). È formata da una struttura di fondo, il citosol, in cui si trovano organelli, strutture particolari con certe funzioni.

Diagnostica per immagini Detta anche *imaging*, è l'attività di produrre immagini di parti interne del corpo con apposite tecniche. Vi rientrano ecografia (vedi ecografia), radiografia tradizionale, TAC (vedi TAC), Risonanza Magnetica (vedi Risonanza Magnetica), PET-TAC (vedi PET-TAC).

Ecografia Tecnica di diagnostica per immagini basata sul fatto che i tessuti rinviano in modo diverso l'eco degli ultrasuoni fatti penetrare al loro interno. È un esame semplice e innocuo, anche se più legato all'abilità interpretativa e di esecuzione dell'operatore. Di solito si usa come primo esame, quando si sospetta qualcosa che merita ulteriori approfondimenti.

Elettroliti Elementi chimici, dotati di carica elettrica positiva o negativa, presenti nel sangue e nel resto del corpo, particolarmente importanti per il buon funzionamento delle cellule e dell'organismo. Nel sangue si dosano abitualmente sodio, potassio, cloro, magnesio, calcio.

EUS Dall'inglese *Endoscopic Ultra-Sonography*, è l'ecoendoscopia, cioè una ecografia (vedi ecografia) eseguita in endoscopia digestiva, attraverso una sonda inserita dalla bocca o dall'ano. Consente di esaminare la parete del tubo digerente e anche organi vicini, come pancreas o vie biliari.

Gastrectomia Intervento chirurgico di asportazione di tutta (gastrectomia totale) o di una parte (gastrectomia parziale) dello stomaco.

Gastroscopia Tecnica per esaminare esofago, stomaco e duodeno con una sonda dotata di telecamera, che viene inserita dalla bocca.

Mammografia Radiografia del seno tesa a individuare formazioni neoplastiche. Viene adoperata abitualmente nello screening del cancro mammario.

Nucleo Formazione di solito ben visibile all'interno del citoplasma (vedi citoplasma) cellulare, che contiene i cromosomi e ha la funzione di conservare l'informazione genetica e guidare le attività cellulari.

Parametri vitali Vedi saturimetro.

Peritoneo Sottile membrana che riveste la cavità addominale e i visceri contenuti in questa.

Reazioni di ipersensibilità Sono reazioni immunitarie a sostanze estranee per l'organismo, che hanno effetti dannosi, invece di produrre effetti difensivi benefici. Se ne distinguono quattro tipi.

Saturimetro È uno strumento che attraverso una sonda, di solito una pinza che si applica al dito, permette di rilevare frequenza e intensità del polso e di stimare la saturazione di ossigeno, cioè il grado di ossigenazione del sangue. Abitualmente c'è anche un elettrocardiografo e si vede sullo schermo un tracciato raccolto di continuo. Così col saturimetro sono sotto monitoraggio i principali parametri vitali, gli indicatori della funzionalità dell'organismo.

PET-TAC Esame di diagnostica per immagini (vedi diagnostica per immagini), in cui si eseguono quasi simultaneamente una TAC (vedi TAC) e una PET (dall'inglese positron emission tomography), tecnica di medicina nucleare che fa una scansione di positroni emessi da sostanze radioattive iniettate nel corpo. In oncologia si usa solitamente iniettare glucosio che contiene fluoro radioattivo, il 18FDG (FluoroDesossiGlucosio). Le aree neoplastiche vengono visualizzate, dato che le cellule del cancro sono avide di glucosio, per cui captano il 18FDG più delle sane. La TAC consente di localizzare le aree di anormale captazione. Diversamente dalla TAC (vedi TAC) e dalla Risonanza Magnetica (vedi Risonanza Magnetica) la PET è un esame funzionale, non semplicemente morfologico, cosa che spesso lo rende più sicuro nell'identificazione di aree neoplastiche.

Risonanza Magnetica (RM)
Detta anche Risonanza Magnetica Nucleare (RMN) o semplicemente risonanza è una tecnica di diagnostica per immagini (vedi diagnostica per immagini) che sfrutta le rotazioni di nuclei prodotte dall'esposizione a un campo magnetico. Come la TAC (vedi TAC) è un esame morfologico, che perciò differisce dalla PET-TAC, capace di dare informazioni metaboliche e funzionali.

TAC Esame radiologico che consente di ottenere immagini dettagliate delle varie parti del corpo, grazie al fatto che i segnali raccolti dallo scanner sono elaborati al computer con appositi algoritmi. TAC è acronimo di tomografia assiale computerizzata.
Questo acronimo è ancora comunemente usato, anche se sarebbe più appropriato TC, dato che le scansioni non sono più assiali.

www.ingramcontent.com/pod-product-compliance
Lightning Source LLC
Chambersburg PA
CBHW070903180526
45168CB00005B/1914